JN037366

\もっと/

「懐かしい!」が脳を若返らせる

昭和レトロ 間違い探し

全120問960個

監修：太城敬良

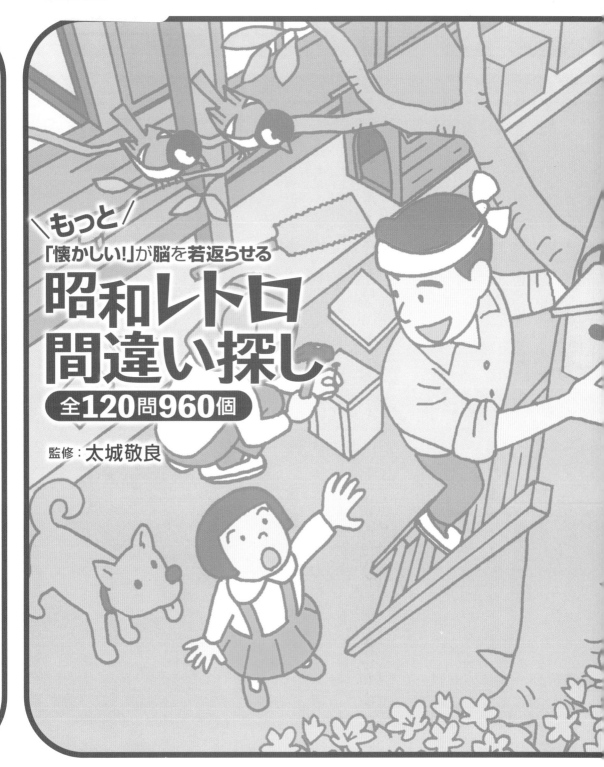

宝島社

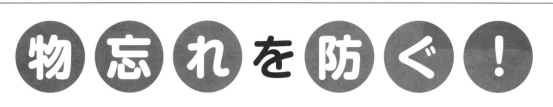

物忘れを防ぐ！

1 イラストの違いを見つけて脳を活性化

脳は年齢とともに衰える、ということが長い間いわれ続けてきましたが、最近では脳細胞は適度な刺激を与えることで活性化し続けるというのが定説になってきています。

本書は2つのイラストの違いを見つける「間違い探し」を解くことで、脳に心地良い刺激を与え、脳を活性化させることが目的です。

人の脳の働きの基本は、五感※の刺激（入力情報）に対して反応することです。五感を適切に刺激して脳を働かせます。

間違い探しは人間の視知覚（見た物の形を認識・模写したり、空間を把握する能力）を刺激して脳を働かせることで、脳は活発に機能します。

2つのイラストの違いを見分けることが、「物忘れ」などの記憶力の低下、認知機能の低下を防ぎ、またこれらの機能を高めていくのに最適の方法で

あるといわれています。

2つのイラストを交互に見比べて、間違いを1つずつ発見することで注意力や判断力、集中力が養われます。

また、慣れてきたら最初のイラストをじっと見つめて画像を脳に焼きつけ、次のイラストを見て前画像との違いを見つけるといった試みも有効です。この場合は間違いがすべてわからなくてもいいのです。直前に見たイラストの特徴をどれだけ正確につかんでいられるか、というトレーニングになります。

また、間違いを見つけるたびに指で押さえるなどして、視知覚だけでなく触・運動知覚（触ったり動かすことで物を判断する能力）を刺激するのもおすすめします。

2 脳の活性化をチェックしてみよう

本書では間違い探しを楽しむだけでももちろんかまいません。その上で8個の間違いを見つける

※五感＝視覚・聴覚・触覚・味覚・嗅覚のこと。また人間の感覚の総称。

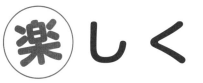

楽しく遊んで

「目標時間」を設定しました。目標時間内で8個の間違いを全部見つけられたかどうか、その結果を記録することで、あなたの脳がどれほど活性化しているかの目安にすることができます。

本書の間違い探しは120問ありますが、それを3つのブロックに分け、40問ずつ解いたところで、チェックポイントを設けました。

間違い探しの1問ごとに「目標時間内に見つけた間違いの数」の欄に書き込んでください。すべて見つけられれば「8」になります。また目標時間内にすべて見つからない場合はそのまま探し続けてください。それで8個見つけられた場合はその時間を、またあきらめた時点での時間（実測時間）と見つけられた個数を記入してください。

目標時間内で間違い8個を見つけた問題数、最終的に8個見つけた問題数があなたの脳の活性化を判断する目安になります。

（※目標時間は複数のモニターの平均値をとったものです）

3 親子三代で楽しめるレトロなイラスト

本書の間違い探しは懐かしい昭和レトロをテーマにしているため、多くの人が描かれた風景・情景を過去に見たことがあるように感じると思います。そうした思い出を頭に浮かべるのも脳を活性化するのに効果的です。

本書のイラストは親子、祖父母の三世代で楽しめる内容になっています。ご家族でお楽しみください。

［監修］
太城敬良（たしろ・たから）
元大阪市立大学大学院文学研究科教授（知覚・認知心理学、実験心理学専攻）

1941年東京生まれ。大阪市立大学文学部卒。同大学大学院・心理学専攻修士課程修了。同大学大学院・文学研究科教授（知覚・認知心理学、実験心理学専攻）を、2005年3月退任。関西大学などで非常勤講師を務める。認知心理学の立場などから「変換視野への順応」「感覚間統合及び感覚間相互作用」「電波皮膚刺激の知覚特性」などを実験、研究。日本心理学会、日本基礎心理学会、関西心理学会元会員。主な著書に『逆さメガネの心理学』（河出書房新社刊）。監修に『右脳力がグングンUPするマジカル・アイ』をはじめとする「脳を鍛えるマジカル・アイ」シリーズ、「昭和レトロな間違い探し」シリーズなど（ともに宝島社刊）。

記憶力を鍛えて、脳を若返らせましょう!

　加齢にともなって衰えていくとされるものの代表格が記憶力です。いわゆる「物忘れ」が多くなってきます。

　記憶は、「短期記憶」と「長期記憶」の2つに分けられます。間違い探しなどのパズルは、短期記憶の中でも「ワーキングメモリ(作業記憶)」を鍛えられます。

　ワーキングメモリは、人が何かの作業(ワーキング)に取り組む際に役立つ情報を一時的に保持(メモリ)しておく、いわば脳のメモ帳です。脳は保持した情報(記憶)を加工したり、別の情報と照らし合わせるなどして作業効率を高めます。

　記憶力・ど忘れ・物忘れなどに大きく関わるのがワーキングメモリで、年とともに衰えやすいものです。

　しかし、トレーニングで比較的容易に向上することも知られています。

　2つの絵を見比べて間違いを見つけ出す「間違い探し」はワーキングメモリのトレーニングとして適しています。

　また、思い出などは長期記憶の「陳述的記憶」にあたります。陳述的記憶は、記憶している内容を言葉で言い表わすことができるもののことです。

　本書の間違い探しのテーマである「懐かしい出来事」や、それに関連して「あの頃あんなこともあった」などと思い出す行為が長期記憶のトレーニングになります。

　加齢によって脳は衰えていくのではなく、いくつになっても脳の力は伸びると考えてください。

　また、楽しんで頭を使うことでドーパミンの分泌が増し、脳の力が伸びやすくなります。普段使わない脳の使い方を楽しんで、脳を鍛えていってください。

篠原菊紀（しのはら・きくのり）

公立諏訪東京理科大学　医療介護健康工学部門長。専門は脳神経科学、応用健康科学。日常的な行動を調査・分析し社会に活かす試みを続けている。主な著書に『NHKカルチャーラジオ 科学と人間 中高年のための脳トレーニング 』(NHK出版刊)、『脳は、あなたにウソをつく』(KAWADE夢新書)『子どもが勉強好きになる子育て』(フォレスト2545新書)などがある。

Contents
目次

本書の間違い探しのルール

2つのイラストを見比べて、ページ上段のイラストと下段のイラストが違っているところを探してください。違いは8カ所あります。　※印刷上の汚れやカスレは違いに含みません。

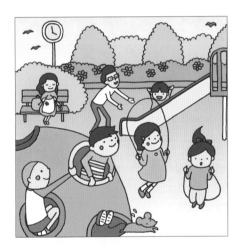

よくある間違いの例

❶❷ ── ものの長さ・大きさ・角度が違う。

❸ ── 洋服などの模様・縞の数が違う（間違いとしては1つと数えます）。

❹❺❻ ── あるものがない。ないものがある。または違うものに置き換わっている。

❼❽ ── 人やものの位置や向きが違う。

その他 ── 口の形など表情が違う、など。

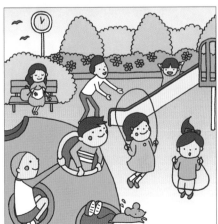

答え

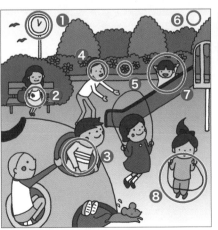

5

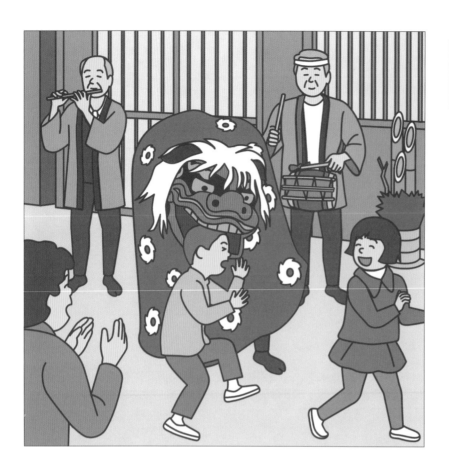

獅子舞

獅子舞はライオンを聖獣として崇めていたインドから7世紀初頭に中国、朝鮮半島経由、また東南アジア、沖縄経由でも伝わったとされる。そのため日本各地で多種多様な獅子舞となって発展した。

目標時間
1 分 **30** 秒

目標時間内に 見つけた間違いの数
／ **8** 個

実測時間
分　　　秒

最終的に 見つけた間違いの数
／ **8** 個

6

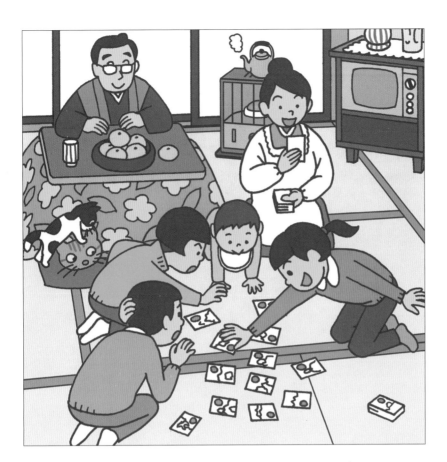

カルタ

お正月遊びの定番のカルタ。その語源はポルトガル語で、今ではゲームの名前のようになっているが、もともとはトランプなども含めたカード一般を指す言葉だった。

目標時間
1 分 **30** 秒

目標時間内に 見つけた間違いの数
／**8**個

実測時間
分　　　秒

最終的に 見つけた間違いの数
／**8**個

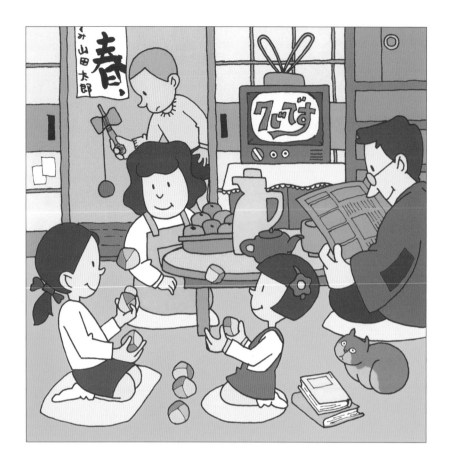

けん玉

けん玉が日本で遊ばれ始めたのは江戸時代から。当時はシンプルな形状だったが、大正時代に現在の形に近い皿胴がついたけん玉が作られ、昭和初期に大ブームとなった。

目標時間
1 分 30 秒

目標時間内に 見つけた間違いの数
／8 個

実測時間
分　　秒

最終的に 見つけた間違いの数
／8 個

凧あげ

昭和40年代後半にアメリカから輸入されたゲイラカイト。三角形の「ロガロ翼」に大きな目玉が描かれたデザインが印象的で、簡単に高く飛ぶために日本中で大ブームが起きた。

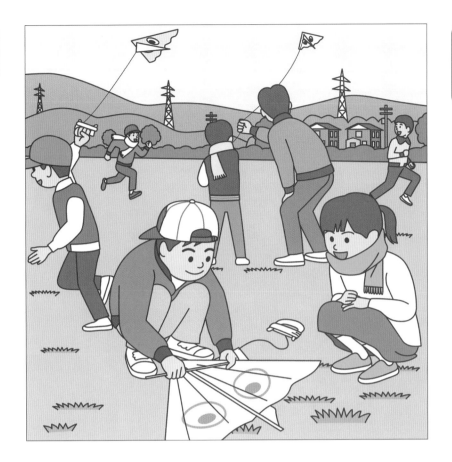

目標時間
1 分 30 秒

目標時間内に 見つけた間違いの数
／8 個

実測時間
分　　　秒

最終的に 見つけた間違いの数
／8 個

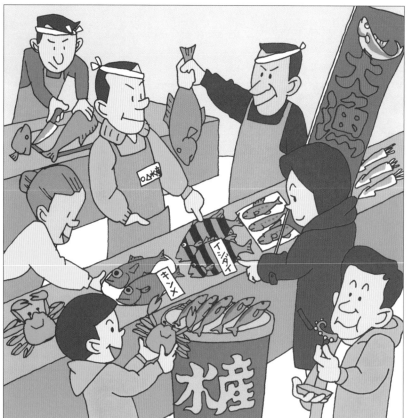

初市

新年最初の水産物の卸売市場は通常1月5日から開かれ、魚の初競りも行われる。この日の競りはご祝儀価格ということで通常よりも高い値段がつけられやすい。人気のマグロは1億円以上の値がつくことも。

目標時間
1 分 30 秒
目標時間内に 見つけた間違いの数
/ 8 個
実測時間
分　　　秒
最終的に 見つけた間違いの数
/ 8 個

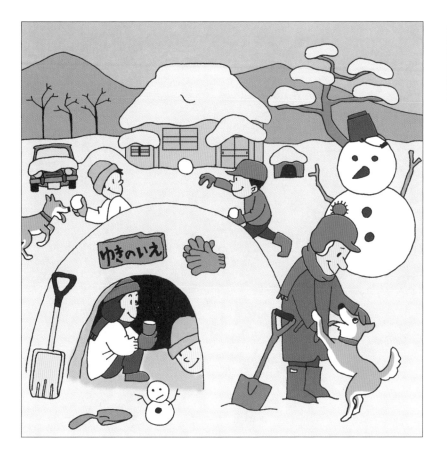

かまくら

かまくらは日本の降雪地域に伝わる「小正月」の伝統行事。天井が崩落する危険性もあり、作るのを禁止された地域もあったが、昭和34年頃から安全性を考慮したドーム型のかまくらが各地に普及していった。

目標時間
2 分 00 秒

目標時間内に見つけた間違いの数
／8 個

実測時間
分　秒

最終的に見つけた間違いの数
／8 個

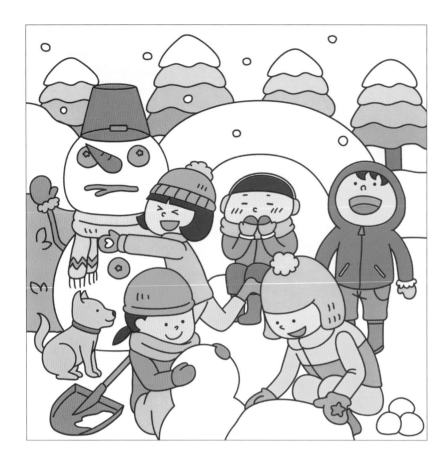

雪だるま

海外の雪だるま（スノーマン）は雪玉を三段に重ねたものが一般的。日本で二段が一般的になっているのは、やはり名前の「だるま」というイメージが強いからともいわれている。

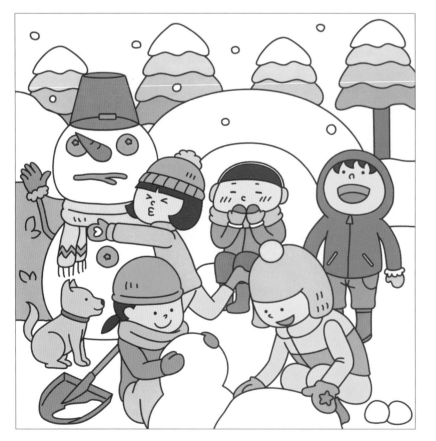

目標時間
1 分 30 秒

目標時間内に 見つけた間違いの数
／8 個

実測時間
分　秒

最終的に 見つけた間違いの数
／8 個

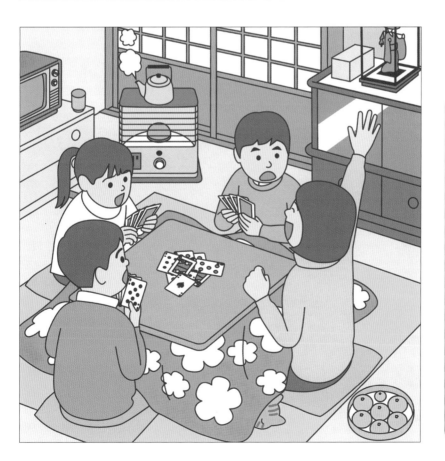

こたつ

伝統的なこたつは床下を切り下げる堀りごたつが主流だった。しかし昭和32年に東芝が天板の下部に熱源を配置した「電気やぐらこたつ」を販売したのを皮切りに現在の形式のこたつが普及し始める。

目標時間
1 分 **00** 秒

目標時間内に 見つけた間違いの数
／ **8** 個

実測時間
分　　　秒

最終的に 見つけた間違いの数
／ **8** 個

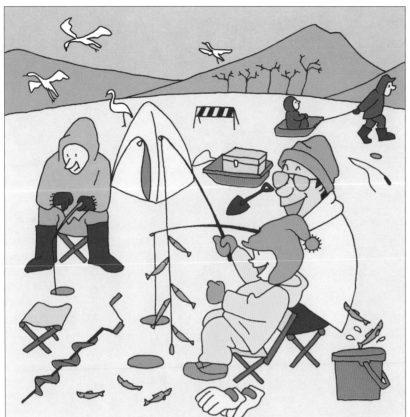

ワカサギ釣り

ワカサギ釣りといえば氷の張った湖に穴を開けて釣るのが印象的。そのためワカサギは淡水魚だと思われがちだが、元々は海と川を行き来する魚で、淡水・海水の両方で生息可能。

目標時間
1 分 30 秒

目標時間内に 見つけた間違いの数
／8個

実測時間
分　　　秒

最終的に 見つけた間違いの数
／8個

14

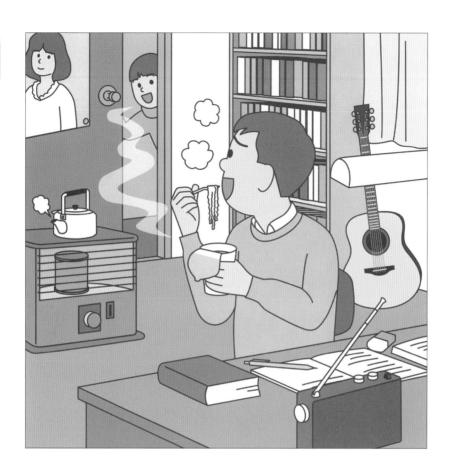

カップ麺

カップ麺の元祖である日清の「カップヌードル」が誕生したのは昭和46年。翌年のあさま山荘事件で機動隊員が非常食として食べている姿が注目され、一躍ヒット商品となった。

目標時間
1 分 **30** 秒

目標時間内に 見つけた間違いの数
／ **8** 個

実測時間
分　　秒

最終的に 見つけた間違いの数
／ **8** 個

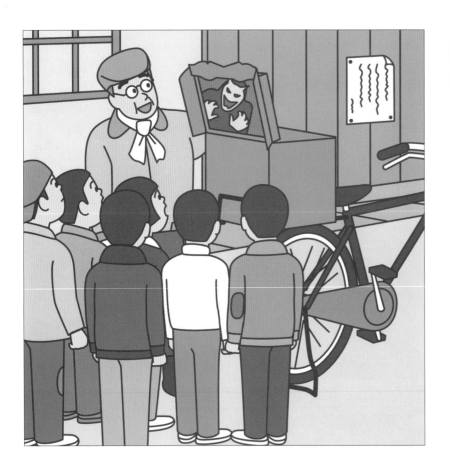

紙芝居

昭和の紙芝居の中でも人気を博したのが『黄金バット』。初登場は『黒バット』という作品の最終回で、主役である怪盗の黒バットを倒してしまい、そのまま新たな物語の主役になった。

目標時間
1 分 30 秒

目標時間内に 見つけた間違いの数
／ 8 個

実測時間
分 秒

最終的に 見つけた間違いの数
／ 8 個

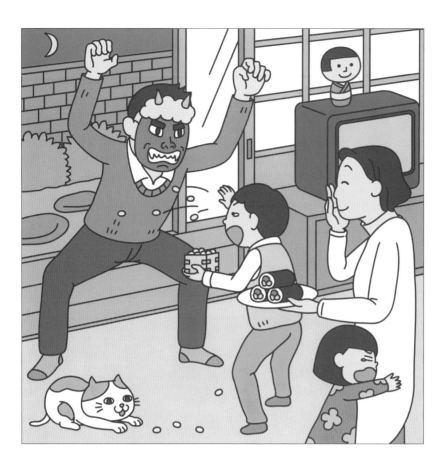

節分

毎年2月3日にやってくる節分の日。しかし元々節分は立春の前日を指し、その年によっては、2月4日が節分になることもあった。昭和60年以降は2月3日に固定されている。

目標時間
1 分 **30** 秒

目標時間内に 見つけた間違いの数
／ **8** 個

実測時間
分　　　　秒

最終的に 見つけた間違いの数
／ **8** 個

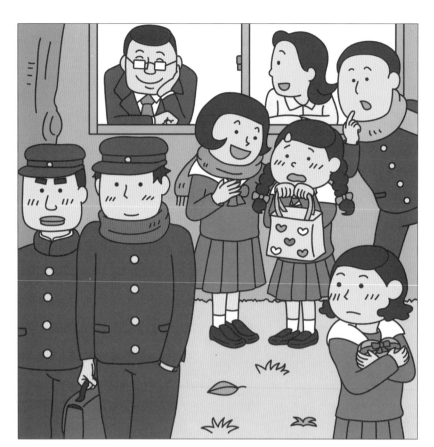

バレンタインデー

バレンタインデーにチョコレートを贈る習慣が全国的に広まったのは戦後からだが、実は昭和7年に神戸のチョコレートショップのモロゾフがバレンタインギフトを販売したのが日本での始まり。

目標時間
1 分 30 秒
目標時間内に見つけた間違いの数
/ 8 個
実測時間
分　秒
最終的に見つけた間違いの数
/ 8 個

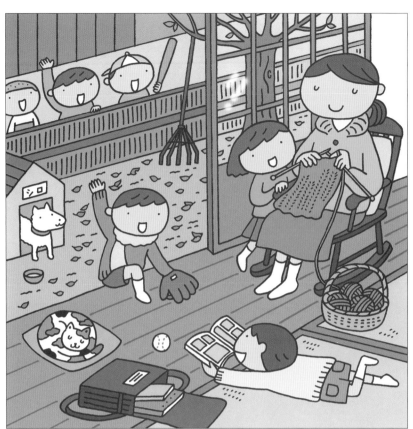

Question
014

リリアン

昭和は現在よりも編み物が日常的だった。子供たちの間でも筒状編み機の「ニッチング」を使ってリリヤン糸をメリヤス編みする「リリアン」という手芸の遊びが大流行した。

目標時間
2 分 **00** 秒

目標時間内に 見つけた間違いの数
／ **8** 個

実測時間
分　　　秒

最終的に 見つけた間違いの数
／ **8** 個

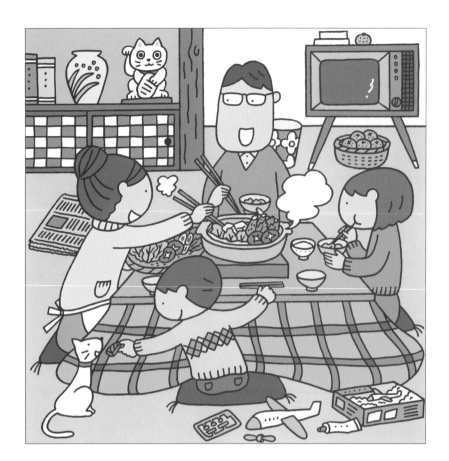

カセットコンロ

昭和44年に岩谷産業から発売されたカセットコンロは、ホースを必要とせず気軽に持ち運びができることで大ヒット商品に。これが普及したことで自宅の卓上でも気軽に鍋をつつけるようになった。

目標時間
1 分 30 秒

目標時間内に 見つけた間違いの数
／ 8 個

実測時間
分　　　秒

最終的に 見つけた間違いの数
／ 8 個

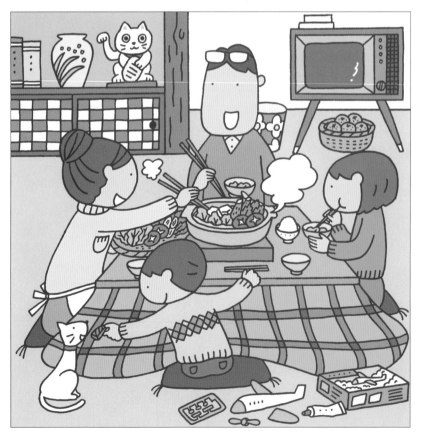

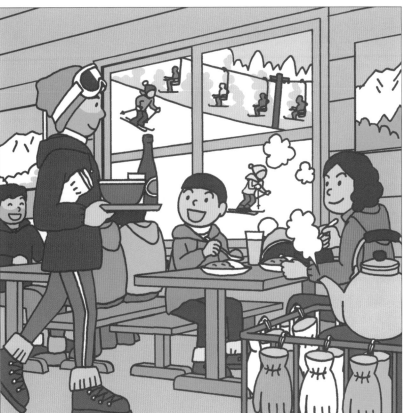

Question
016

スキー焼け

「日焼け」は夏のイメージだが、スキー場では直射日光＋雪による紫外線反射によって夏以上に日焼けしてしまうことも。長時間滑る場合は日焼け止めの用意を忘れずに！

目標時間
1 分 30 秒

目標時間内に 見つけた間違いの数
／ 8 個

実測時間
分　　　秒

最終的に 見つけた間違いの数
／ 8 個

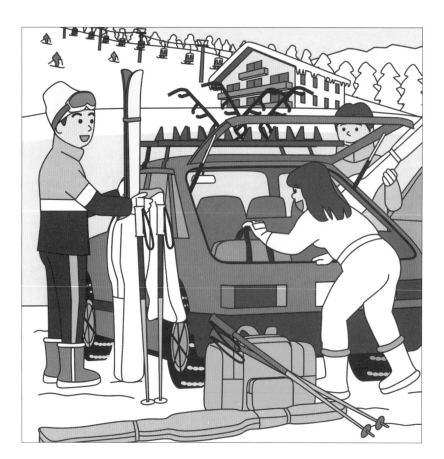

スキーでデート

昭和62年に公開され若者の間でスキーブームを巻き起こしたのが、映画『私をスキーに連れてって』。撮影が開始されたのが3月だったため、スキー場探しはかなり難航したという。

目標時間
1 分 30 秒

目標時間内に 見つけた間違いの数
／ 8 個

実測時間
分　　　秒

最終的に 見つけた間違いの数
／ 8 個

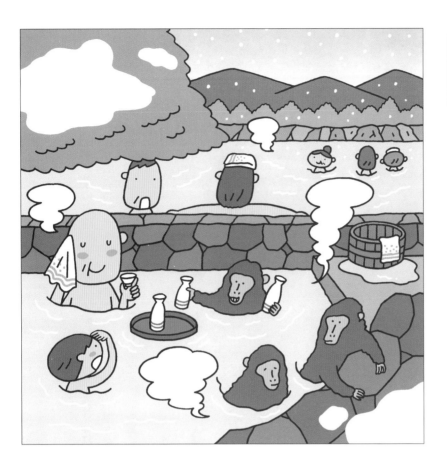

温泉で一杯

露天風呂につかりながらお酒を一杯……風情はあるのだが、入浴中は血行が良くなっているため通常より酔いが回りやすい。普段のペースで飲んでしまうと酩酊してしまうかもしれないのでご注意を。

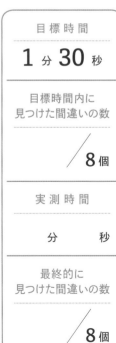

目標時間
1 分 30 秒
目標時間内に 見つけた間違いの数
／8 個
実測時間
分　　秒
最終的に 見つけた間違いの数
／8 個

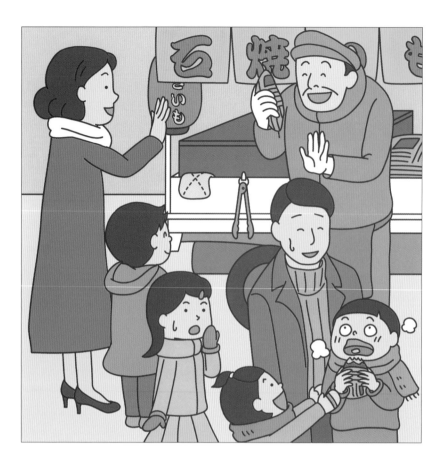

石焼き芋

石焼き芋の美味しさの秘密は熱した石から発せられる遠赤外線。これによってサツマイモの中の温度が70℃前後に保たれることで、中のデンプンが胚芽糖へと変わり通常よりも甘く焼きあがる。

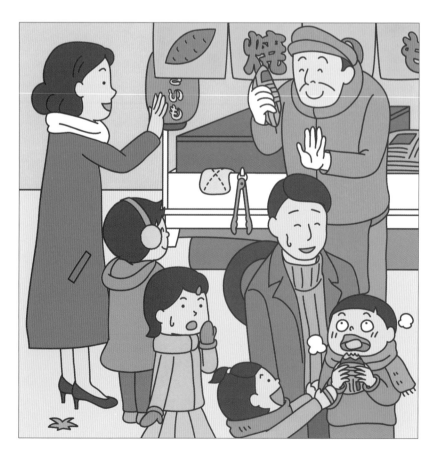

目標時間
1 分 30 秒

目標時間内に 見つけた間違いの数
／8 個

実測時間
分　　　秒

最終的に 見つけた間違いの数
／8 個

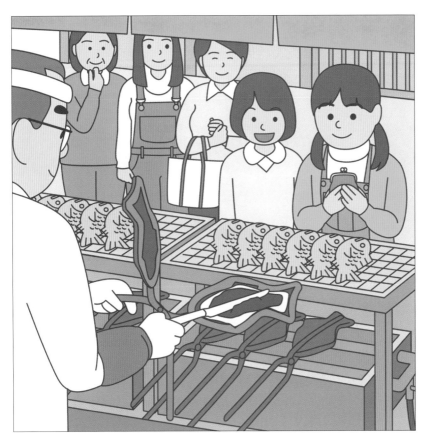

たい焼き

たい焼きには実は天然物と養殖物の2種類がある。型を使って1匹ずつ焼くのが天然物で、鉄板で一度に複数焼くのが養殖物といわれている。手間がかかるため天然物は減少中。

目標時間
1 分 30 秒

目標時間内に見つけた間違いの数
／8 個

実測時間
分　秒

最終的に見つけた間違いの数
／8 個

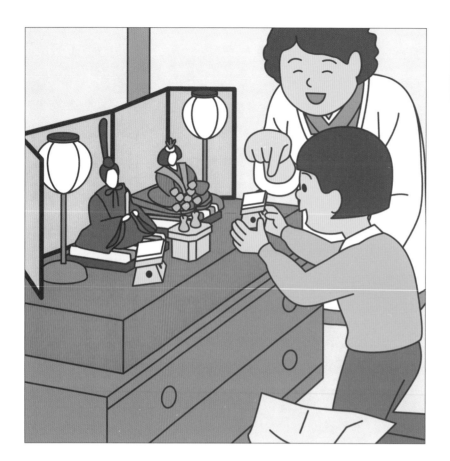

ひな祭り

童謡『うれしいひなまつり』の中で「お内裏様とおひな様」という呼び方がされているが、本来は男雛と女雛の二つを合わせて内裏雛と呼ぶ。そのため男雛をお内裏様と呼ぶのは実は間違い。

目標時間
1 分 30 秒

目標時間内に 見つけた間違いの数
／8 個

実測時間
分　　　秒

最終的に 見つけた間違いの数
／8 個

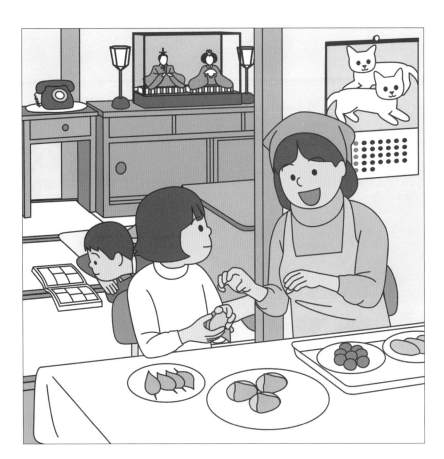

桜餅

桜餅は関西では道明寺餅を指す。元々は椿の葉で巻いて作るので「椿餅」と言われていたが、明治に入ってから関東の影響で桜の葉を使うようになり、以来桜餅と呼ばれるようになった。

目標時間
1 分 30 秒

目標時間内に 見つけた間違いの数
／8 個

実測時間
分　　秒

最終的に 見つけた間違いの数
／8 個

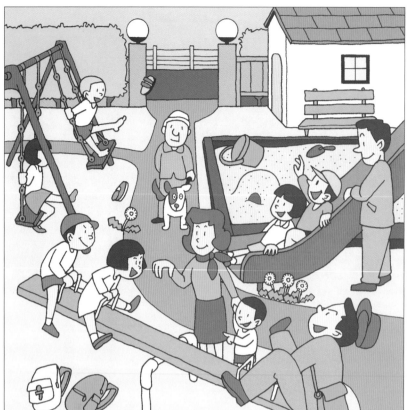

公園遊び

公園遊びの定番のブランコは木や梁から吊るす形の遊具で、古くから遊ばれており、平安時代に詩にも詠まれている。ただしブランコと呼ばれるようになったのは江戸時代以降で語源は諸説あり。

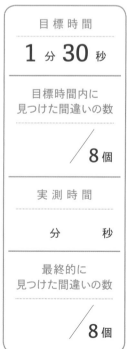

目標時間
1 分 30 秒

目標時間内に見つけた間違いの数
／8 個

実測時間
分 秒

最終的に見つけた間違いの数
／8 個

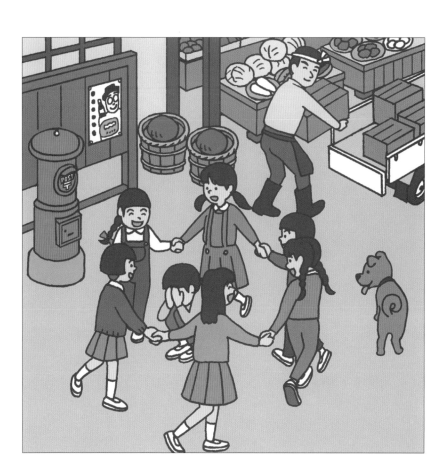

Question
024

丸型ポスト

明治34年に日本で初めて登場した丸型ポスト。長年使われ続けたが昭和45年に四角い箱型のポストが登場して以来生産は中止された。しかし発祥の地であるイギリスでは現在も丸型ポストが使用されている。

目標時間
1 分 **30** 秒
目標時間内に見つけた間違いの数
/ **8** 個
実測時間
分　　　　秒
最終的に見つけた間違いの数
/ **8** 個

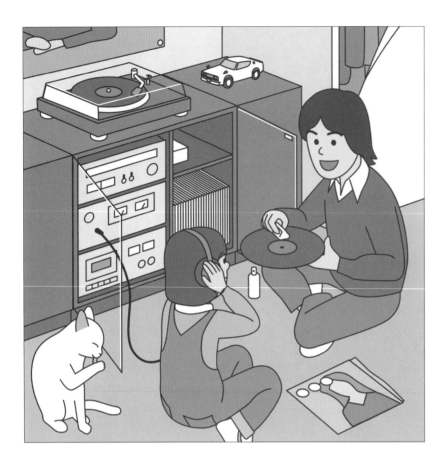

レコード

レコードは回転数が一定のため、より多くの信号を拾える外側の方が内側よりも音質が良い。そのため当時のアルバムは一番外側に配置される1曲目に売れる自信のある曲を入れたとされている。

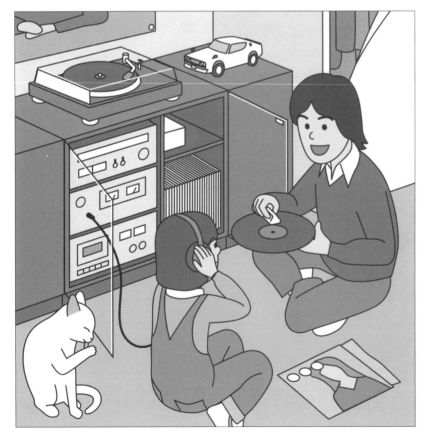

目標時間
1 分 30 秒

目標時間内に見つけた間違いの数
／ 8 個

実測時間
分　　　秒

最終的に見つけた間違いの数
／ 8 個

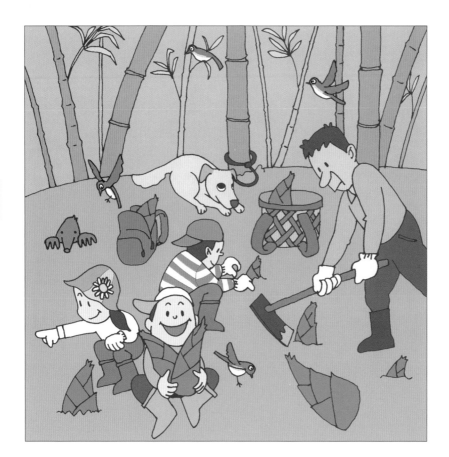

タケノコ掘り

タケノコは夜間に親竹から養分と水分を吸い上げる。そのため昼間に掘るよりも頑張って早起きして夜明け前に掘るとより美味しいタケノコを味わうことができるようだ。

目標時間
1 分 **30** 秒

目標時間内に 見つけた間違いの数
／ **8** 個

実測時間
分　　秒

最終的に 見つけた間違いの数
／ **8** 個

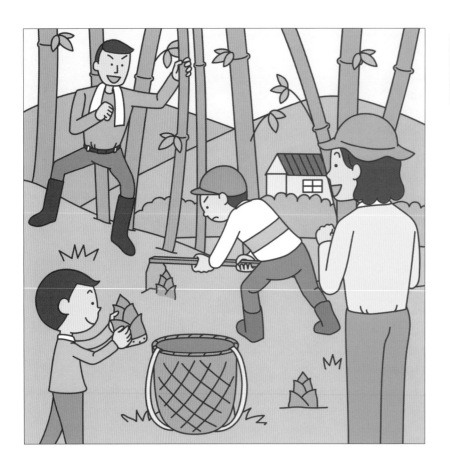

タケノコ前線

南九州から始まり北上する「タケノコの旬」は桜前線にならってタケノコ前線と呼ばれている。タケノコは一般的に桜が開花して10日ほど後に旬を迎えるため、桜が咲き始めたらタケノコ掘りのご準備を!

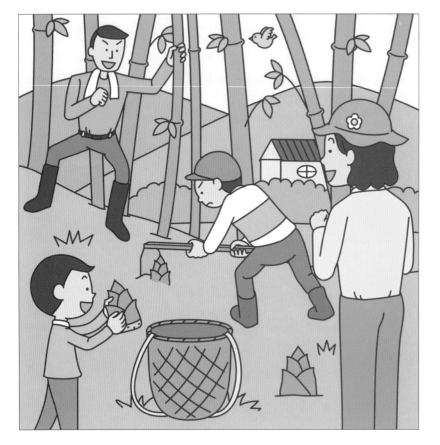

目標時間
1 分 30 秒

目標時間内に見つけた間違いの数
／8 個

実測時間
分　　秒

最終的に見つけた間違いの数
／8 個

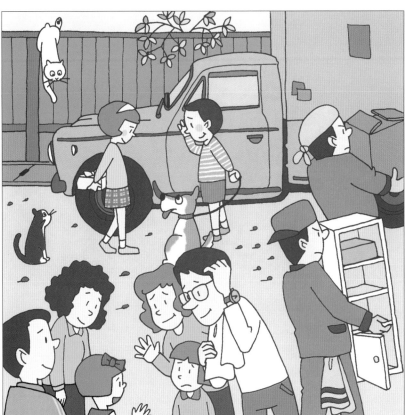

Question
028

引っ越し

江戸時代の浮世絵師葛飾北斎は、人生で93回も引っ越しをしている。そこまでしたのにはさまざま理由があるが、中でもユニークな理由が「掃除が面倒だから」。天才の考えは凡人には理解しづらい……。

目標時間
1 分 00 秒

目標時間内に 見つけた間違いの数
／8 個

実測時間
分　　　秒

最終的に 見つけた間違いの数
／8 個

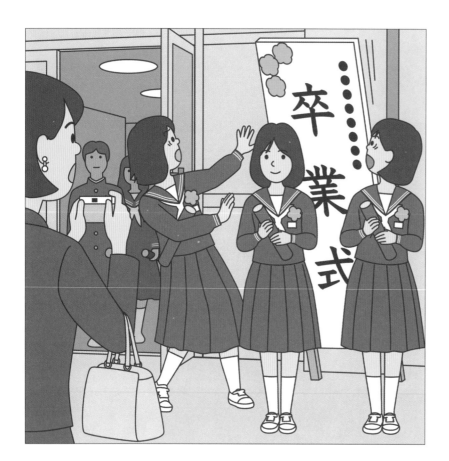

卒業式

卒業式に胸元に飾るコサージュ。その語源はフランス語で、「胸元の花束」という意味。つまりただの花ではコサージュとは呼ばず、胸元に飾って初めてコサージュとされる。

目標時間
1 分 30 秒
目標時間内に見つけた間違いの数
／ 8 個
実測時間
分　　　秒
最終的に見つけた間違いの数
／ 8 個

34

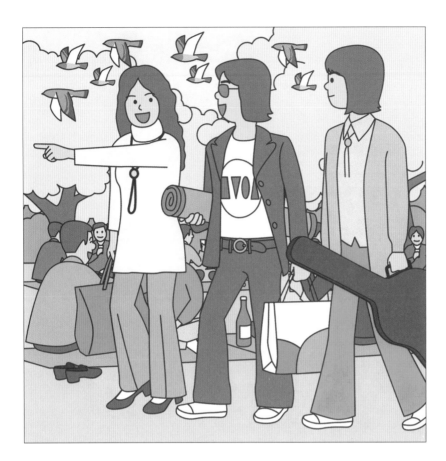

花見

花見で人気のサクラ、ソメイヨシノ。他種のサクラとのわかりやすい見分け方は、他種のサクラは葉が先に、あるいは葉と同時期に花が咲くが、ソメイヨシノの場合、葉よりも先に花が咲く。

目標時間
2分**00**秒

目標時間内に 見つけた間違いの数
╱ **8**個

実測時間
分　　　秒

最終的に 見つけた間違いの数
╱ **8**個

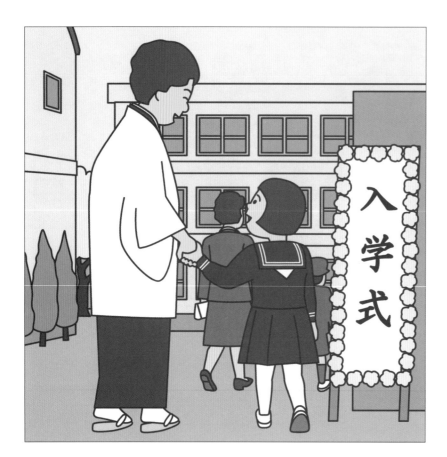

入学式

和服には普段着の「小紋」、礼装の「留袖」などがあり、TPOに合わせて着る物を選ぶ。入学式などの「式」で重宝するのが「訪問着」で「留袖」よりは格式は下だが、その分様々な場で幅広く着用できる。

目標時間
1 分 30 秒
目標時間内に 見つけた間違いの数
/ 8 個
実測時間
分　　秒
最終的に 見つけた間違いの数
/ 8 個

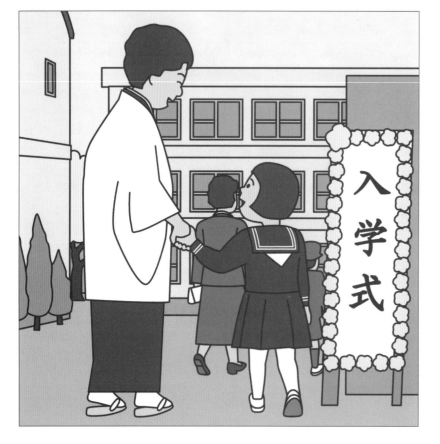

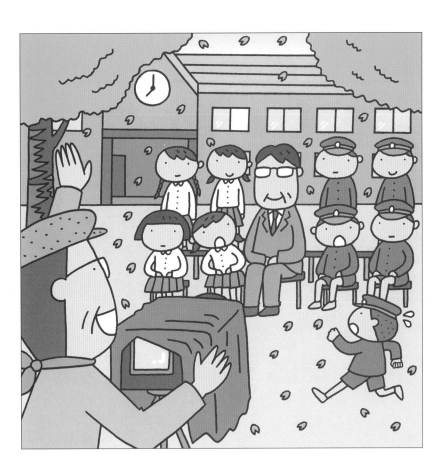

4月

はい、チーズ

集合写真を撮るときの掛け声「はい、チーズ」。元々はアメリカで使われていたものが、昭和38年に雪印がチーズのCMで使って以来、日本でも定着するようになった。

目標時間
1 分 **30** 秒

目標時間内に 見つけた間違いの数
／**8**個

実測時間
分　　　秒

最終的に 見つけた間違いの数
／**8**個

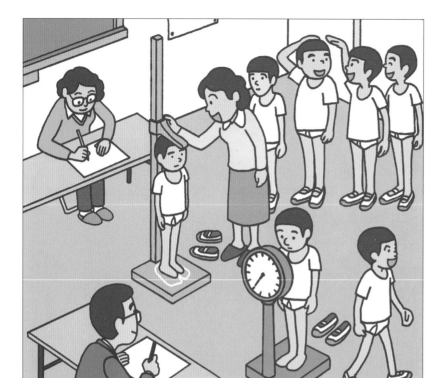

身体測定

昔は身長・体重と一緒に測定された座高。内臓が発達していれば健康であるという考えのもと測定されていたが、測定結果が活用されていないという声もあり平成28年には診断項目から外された。

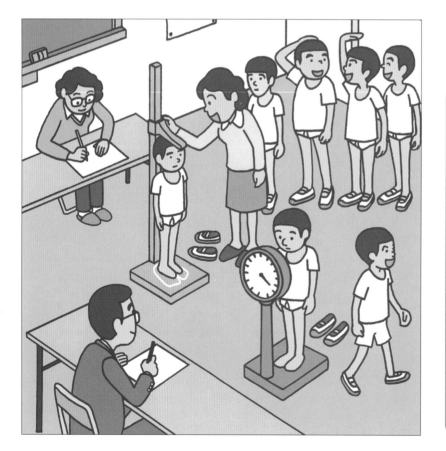

目標時間
1 分 30 秒

目標時間内に 見つけた間違いの数
／8個

実測時間
分　　　秒

最終的に 見つけた間違いの数
／8個

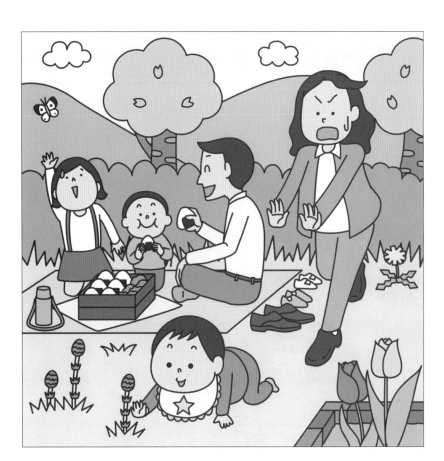

Question 034

つくしんぼ

つくしんぼ（土筆ん坊）はスギナの胞子茎のこと。春になるとすくすくと顔を出し可愛らしい印象があるが、スギナは地下茎を地中深くまで伸ばし除去するのが難しいことから地獄草という別名も持っている。

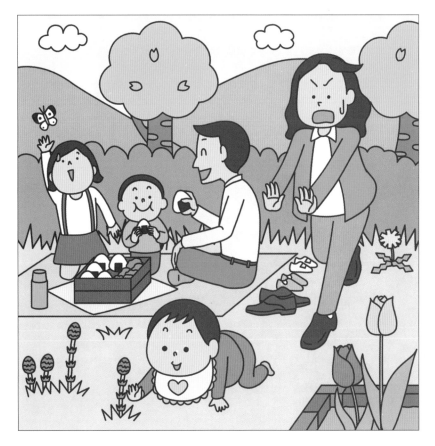

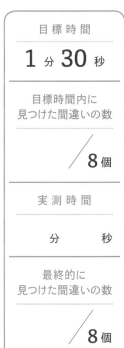

目標時間
1 分 30 秒
目標時間内に見つけた間違いの数
／ 8 個
実測時間
分 秒
最終的に見つけた間違いの数
／ 8 個

4月

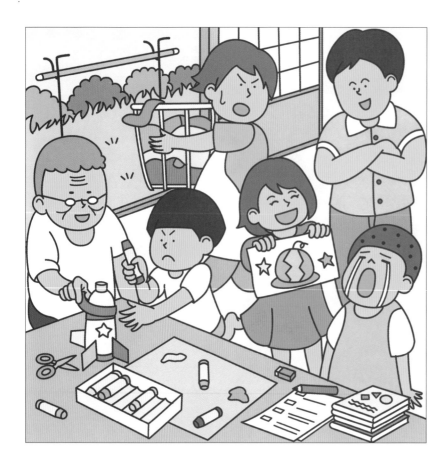

クレヨン

クレヨンは大正時代に広く普及した。蝋と顔料を混ぜて作られているため柔らかく、絵具などに比べて有害物質が少ないこともあり、子ども向けの画材としてよく使われている。

目標時間
1 分 30 秒

目標時間内に見つけた間違いの数
／ 8 個

実測時間
分　　秒

最終的に見つけた間違いの数
／ 8 個

改札

現在は自動改札が一般的だが昔は駅員さんが一枚一枚の切符に改札バサミで切り込みを入れていた。全て同じハサミではなく、小田急電鉄では駅ごとに切り込みの形が異なっていた。

4月

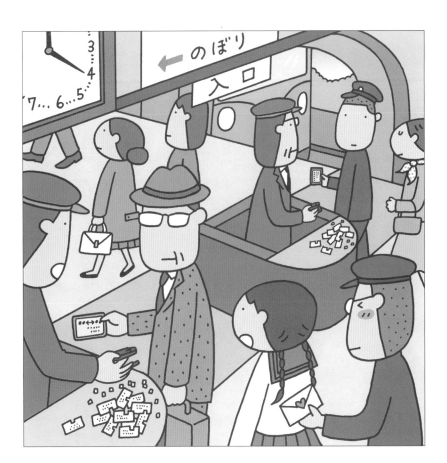

目標時間
1 分 30 秒

目標時間内に 見つけた間違いの数
／8 個

実測時間
分　　秒

最終的に 見つけた間違いの数
／8 個

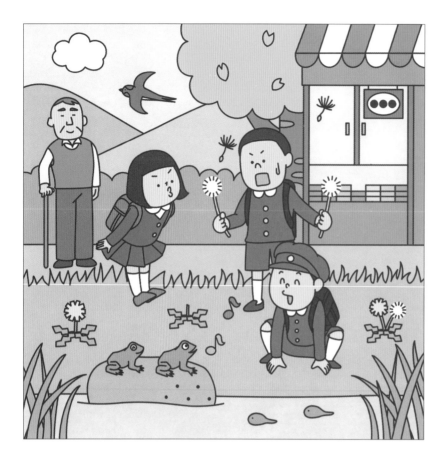

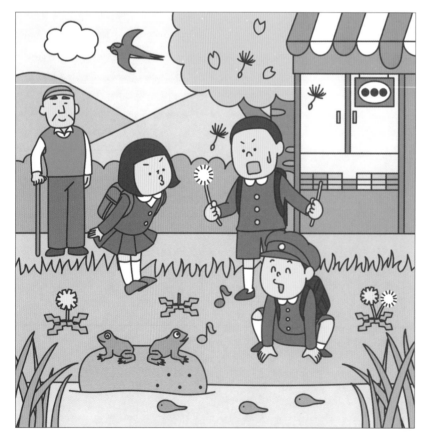

タンポポ

日本のタンポポには元々自生していた日本タンポポと明治以降に持ち込まれたセイヨウタンポポの2種類がある。日本タンポポは春の短い期間にしか咲かないが、セイヨウタンポポは一年中花を咲かせる。

目標時間
1 分 00 秒

目標時間内に 見つけた間違いの数
／ 8 個

実測時間
分　　　秒

最終的に 見つけた間違いの数
／ 8 個

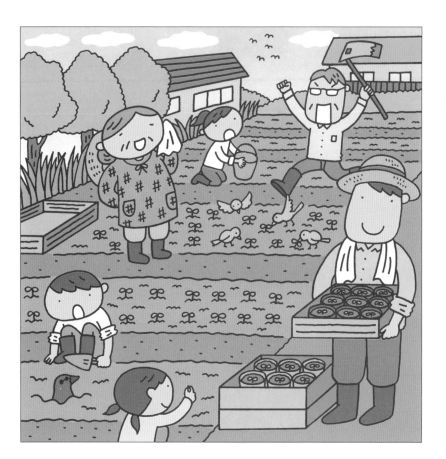

4月

苗

植物の苗を植える時に大事なのは土と空気にしっかり水分が保たれていること。昼間など気温が高い時間帯に植えるとすぐに水分が失われていくので、夕方や曇りの日に植えると良いとされる。

目標時間
1 分 30 秒

目標時間内に 見つけた間違いの数
/ 8 個

実測時間
分　　秒

最終的に 見つけた間違いの数
/ 8 個

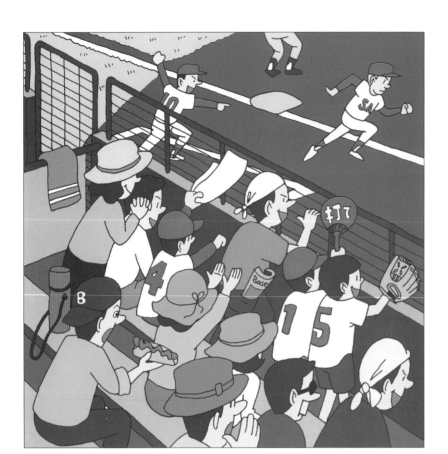

背番号

野球のユニフォームで背番号が初めて採用されたのは1929（昭和4）年の米国メジャーリーグ。日本では2年後の昭和6年に選抜中等学校野球大会で初めて背番号がつけられた。

目標時間
1 分 30 秒

目標時間内に 見つけた間違いの数
／8 個

実測時間
分　　　秒

最終的に 見つけた間違いの数
／8 個

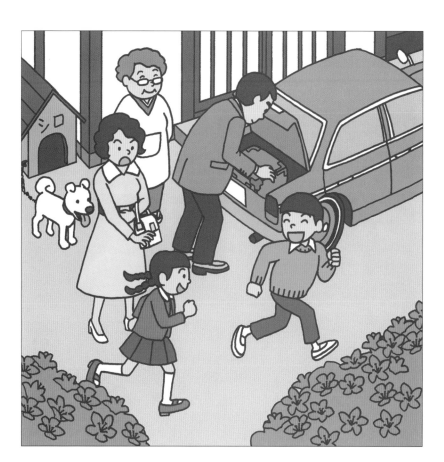

番犬

昭和の頃まで飼い犬の多くは庭先に繋がれ番犬とされていた。しかし住宅事情の変化もあってか、年々室内飼いされる犬も増え始め、平成15年には室内飼育の犬が外飼いの数を上回った。

目標時間
1 分 **30** 秒

目標時間内に 見つけた間違いの数
/ **8** 個

実測時間
分　　　秒

最終的に 見つけた間違いの数
/ **8** 個

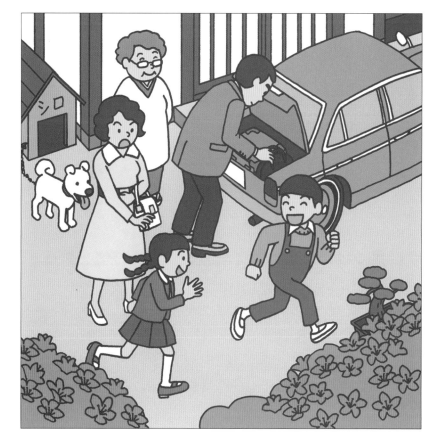

4月

目標時間内に見つけられた
間違い数を書き込んでください

見つけた間違いの数で脳の活性度をチェック！

Q001 個	Q002 個	Q003 個	Q004 個	Q005 個	Q006 個	Q007 個	Q008 個
Q009 個	Q010 個	Q011 個	Q012 個	Q013 個	Q014 個	Q015 個	Q016 個
Q017 個	Q018 個	Q019 個	Q020 個	Q021 個	Q022 個	Q023 個	Q024 個
Q025 個	Q026 個	Q027 個	Q028 個	Q029 個	Q030 個	Q031 個	Q032 個
Q033 個	Q034 個	Q035 個	Q036 個	Q037 個	Q038 個	Q039 個	Q040 個

8個の間違いを全部見つけた問題の数で現在の脳の活性度を判断

- 35～40個 …… あなたの注意力・判断力・集中力は抜群です。
- 26～34個 …… 脳は十分活性化されています。この調子で頑張りましょう。
- 15～25個 …… 標準的な活性度です。自信を持ってください。
- 15個未満 …… もっと活性化できる余地あり。次ページからの40問を集中して解いてみましょう。

※なお、目標時間を過ぎても8個の間違いを見つけられた問題数が30個以上あれば、
あなたの脳は十分活性化されているといえます。

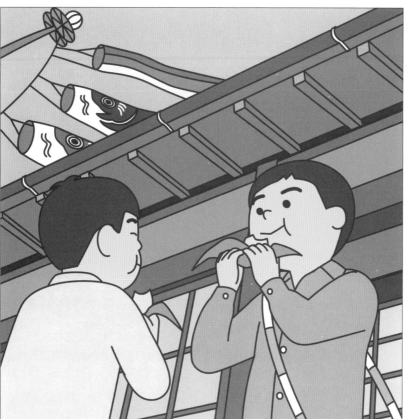

こどもの日

イラストの右の子供が肩にかけているのは「フラフープ」。昭和33年にアメリカから輸入され、販売が開始されると、1ヶ月で80万本も売れる大ヒット商品になり大人も子供も夢中になった。

5月

目標時間
1 分 **00** 秒

目標時間内に 見つけた間違いの数
／**8**個

実測時間
分 秒

最終的に 見つけた間違いの数
／**8**個

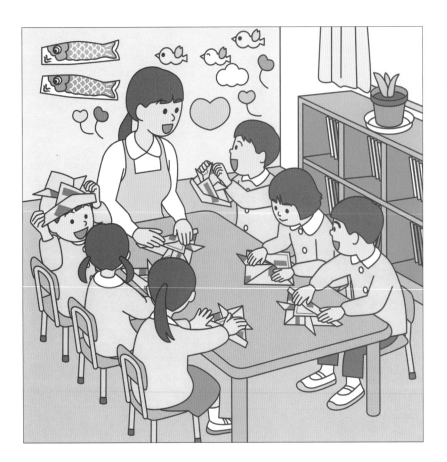

兜

5月5日のこどもの日は端午の節句とも呼ばれ、鎌倉時代から続く伝統の一つ。鎌倉時代には梅雨前の五月に兜や鎧の手入れをする習慣があり、現在もこどもの日に兜を飾るのはこの名残。

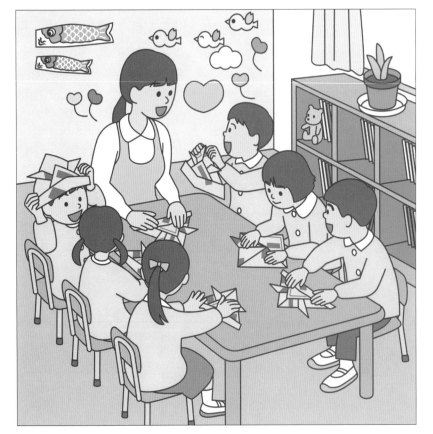

目標時間
1 分 00 秒

目標時間内に 見つけた間違いの数
／ 8 個

実測時間
分　　　秒

最終的に 見つけた間違いの数
／ 8 個

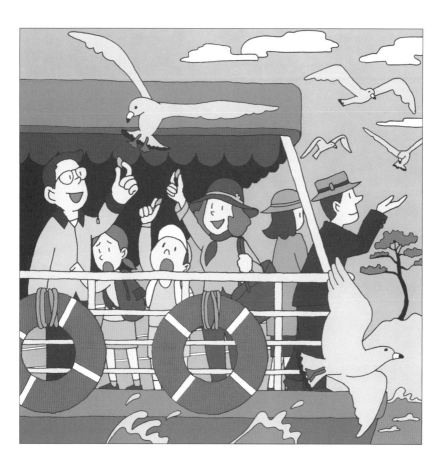

Question
043

遊覧船

造船所のない湖にも浮かんでいる遊覧船。どうやって用意しているかというと一度造船所で船を作った後ブロックごとに分解して運び、現地で再び組み立てている。

目標時間
1分**30**秒

目標時間内に 見つけた間違いの数
／**8**個

実測時間
分　　秒

最終的に 見つけた間違いの数
／**8**個

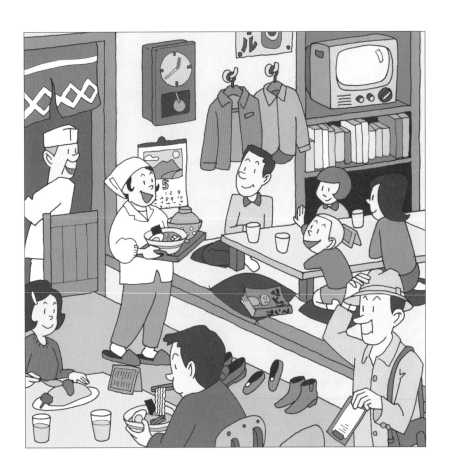

大衆食堂

昭和の頃はどの町でも見かけた大衆食堂。関東では定食などを提供するイメージが強いが、関西の方では用意された惣菜ひとつひとつをセルフサービスで提供する一膳飯屋の形式も多かった。

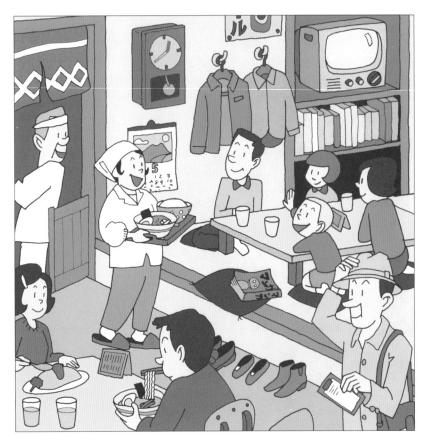

目標時間
1 分 30 秒

目標時間内に 見つけた間違いの数
／8 個

実測時間
分　　秒

最終的に 見つけた間違いの数
／8 個

50

愛鳥週間

愛鳥の日は、元々は4月10日に設けられていたが、地方によっては積雪が残っていることもあり、1か月ずらした5月10日となった。昭和25年には5月10日から16日までの1週間が愛鳥週間となった。

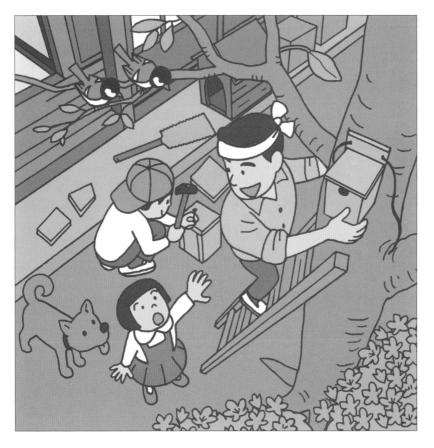

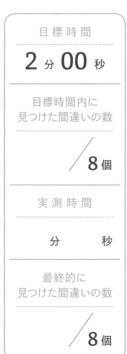

目標時間
2 分 00 秒

| 目標時間内に
見つけた間違いの数 |
|---|
| ／8個 |

実測時間
分　　秒

| 最終的に
見つけた間違いの数 |
|---|
| ／8個 |

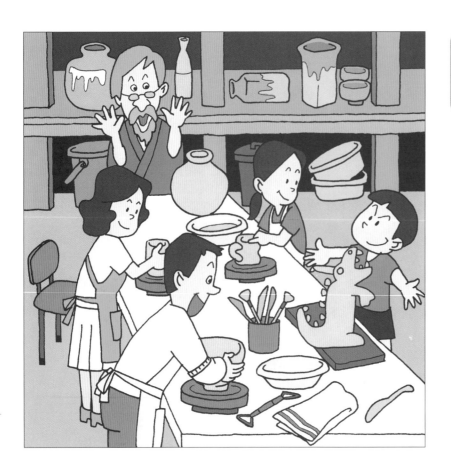

陶器と磁器

陶器と磁器の総称が陶磁器だが、陶器は粘土を原料にしたもので磁器は石を原料にしたもの。磁器の方が密度が高いため頑丈とされ、叩くと軽く高い音が出る。

目標時間
1 分 00 秒

目標時間内に 見つけた間違いの数
／8 個

実測時間
分　　　秒

最終的に 見つけた間違いの数
／8 個

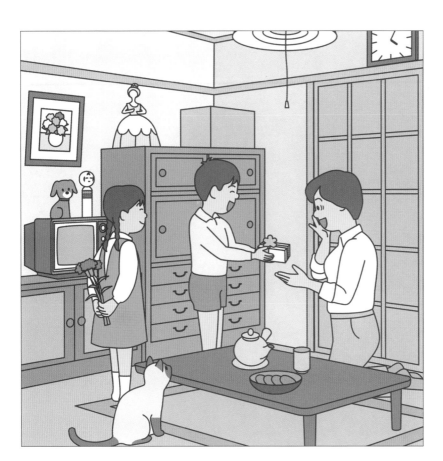

Question 047

母の日

実は日本では昭和6年に皇太后の誕生日に合わせて3月6日が母の日になったことがある。しかし、この時はあまり普及せず、戦後の昭和24年にアメリカに合わせ5月の第2日曜日を母の日とすることに。

5月

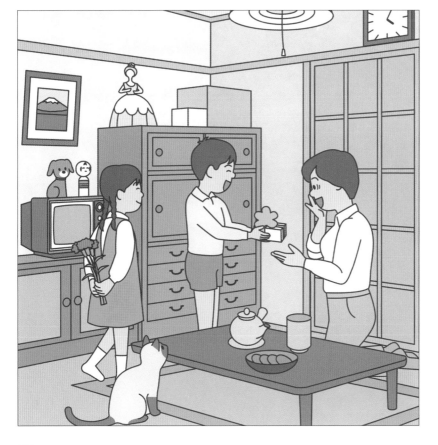

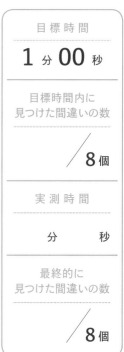

目標時間
1 分 **00** 秒

目標時間内に 見つけた間違いの数
／ **8** 個

実測時間
分　　秒

最終的に 見つけた間違いの数
／ **8** 個

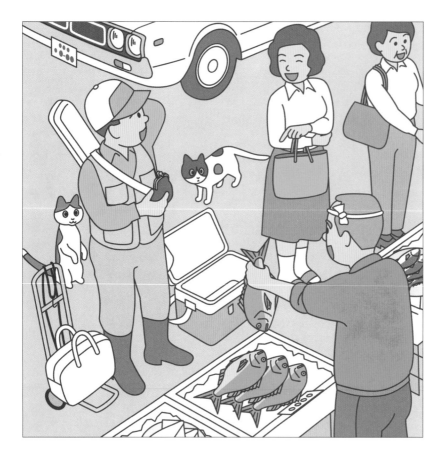

釣り

釣りに行って釣果がないことは坊主と呼ばれる。坊主の頭には一本も髪の毛がないということで一匹も釣れないこと、また魚を釣れないことを殺生しない坊主にたとえたことなど語源には諸説ある。

目標時間
1 分 00 秒

目標時間内に 見つけた間違いの数
／8 個

実測時間
分 秒

最終的に 見つけた間違いの数
／8 個

54

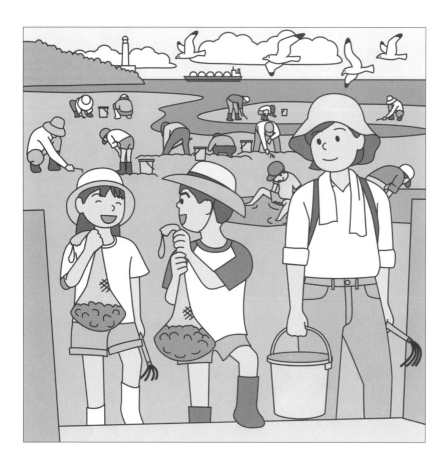

潮干狩り

潮干狩りの人気の季節は春から初夏にかけて。これはアサリが産卵直前のため実がしっかりしていることから。また春は一年のうちで昼間に潮が引くことが多い季節のため。

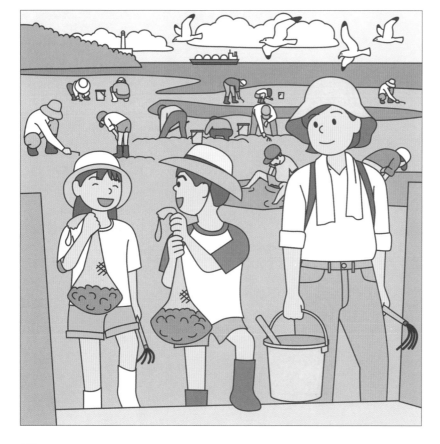

目標時間
1 分 30 秒

目標時間内に見つけた間違いの数
／8 個

実測時間
分　　秒

最終的に見つけた間違いの数
／8 個

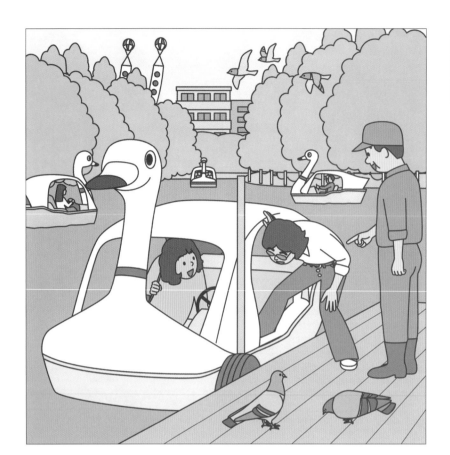

スワンボート

行楽地の池や湖などにみられる足漕ぎボート。かつてはエンジン付きのものもあったが昭和49年の法改正で運転に免許が必要となったため、誰でも運転できるように開発された。

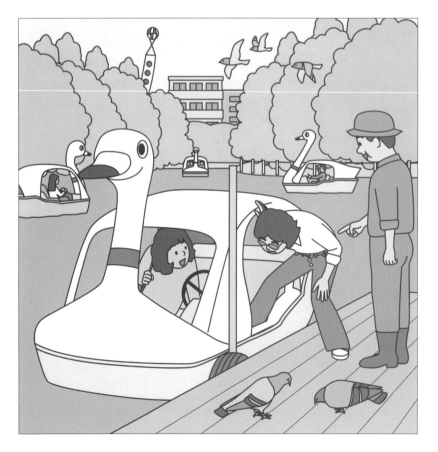

目標時間
1 分 **30** 秒

目標時間内に 見つけた間違いの数
／ **8** 個

実測時間
分　　秒

最終的に 見つけた間違いの数
／ **8** 個

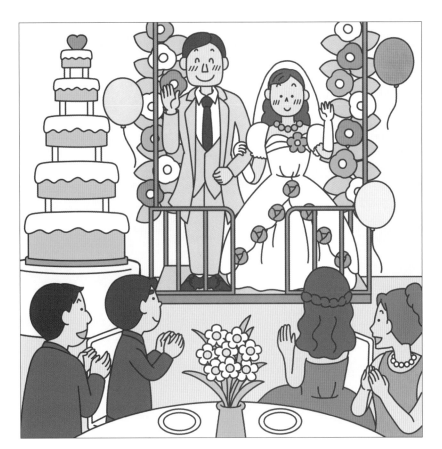

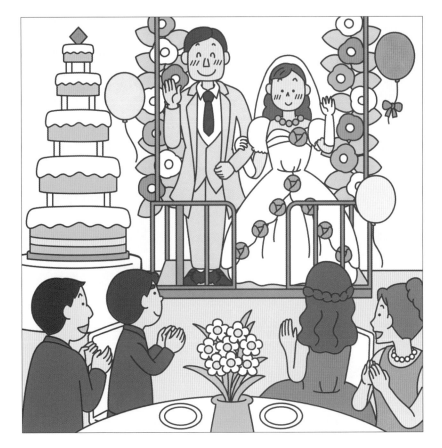

ジューンブライド

6月の結婚式が定番になったのは「6月に結婚した花嫁は幸せになれる」というヨーロッパの言い伝えから。6月に乾季に入るヨーロッパと違い、梅雨の時期の日本で定着したのは少し不思議。

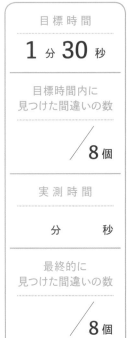

目標時間
1 分 **30** 秒

目標時間内に見つけた間違いの数
／ **8** 個

実測時間
分　　　　秒

最終的に見つけた間違いの数
／ **8** 個

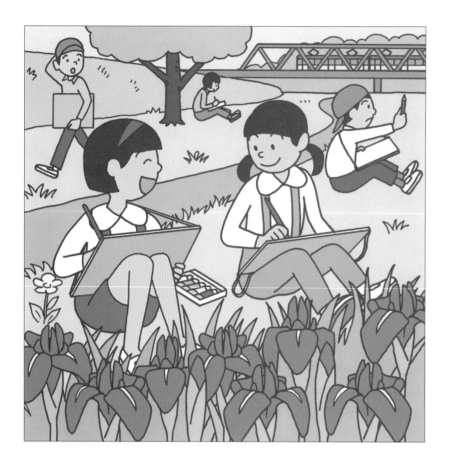

ハナショウブ

アヤメによく似ているハナショウブ。いずれもアヤメ科に属するが、違いの一つとしてアヤメが5月上旬に咲くのに対し、ハナショウブは6月に花をつける。

目標時間
1 分 30 秒

目標時間内に 見つけた間違いの数
／8 個

実測時間
分　　秒

最終的に 見つけた間違いの数
／8 個

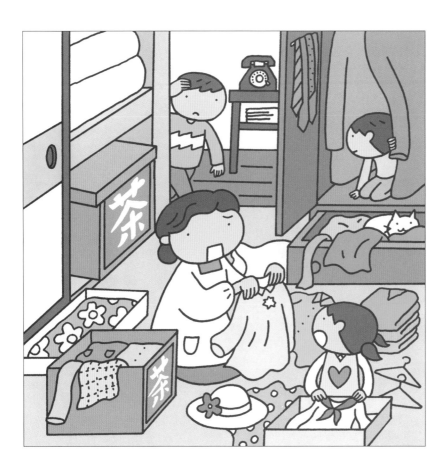

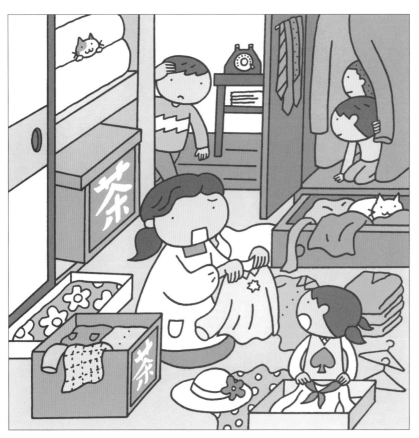

衣替え

平安時代の宮廷から始まった衣替え。現在の6月1日と10月1日に行われるようになったのは明治時代に入ってからで、これは旧暦から新暦になったことや洋服の制服が増えてきたことが影響している。

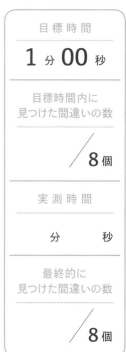

目標時間
1 分 **00** 秒

目標時間内に 見つけた間違いの数
/**8**個

実測時間
分　　　秒

最終的に 見つけた間違いの数
/**8**個

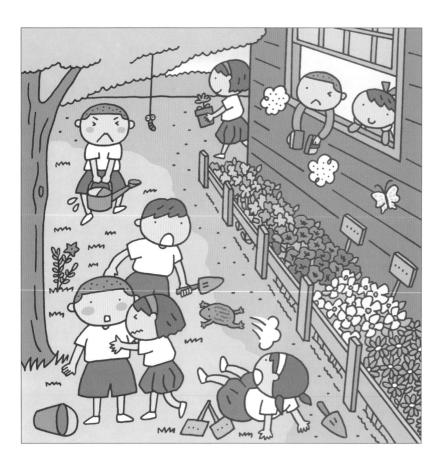

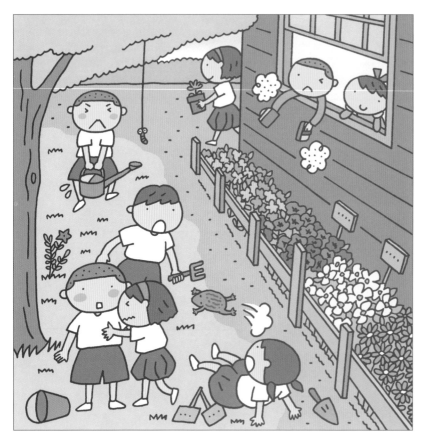

カエル

「カエルが鳴くと雨が降る」という言い伝え。両生類のカエルは湿度が高い方が活発に活動するのでこのような印象があるのだろうが、実際に雨が降りがちになるというデータは特にないようだ。

目標時間
1 分 30 秒

目標時間内に 見つけた間違いの数
／ 8 個

実測時間
分　　秒

最終的に 見つけた間違いの数
／ 8 個

父の日

日本やアメリカなどでは6月の第3日曜日が父の日に定められているが、国によって異なる。台湾では英語の「パパ」と中国語の「八八」の発音が似ていることから8月8日が父の日に。

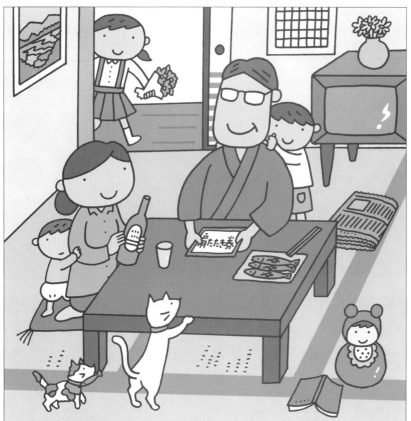

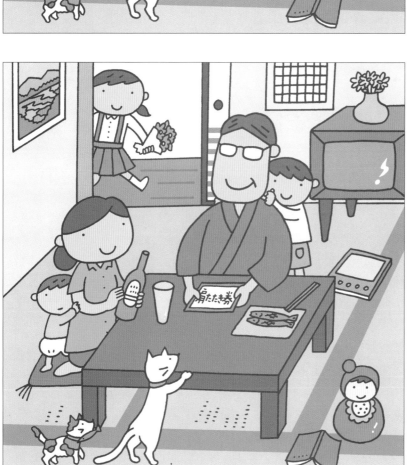

目標時間
1分**00**秒

目標時間内に 見つけた間違いの数
/ **8**個

実測時間
分　　秒

最終的に 見つけた間違いの数
/ **8**個

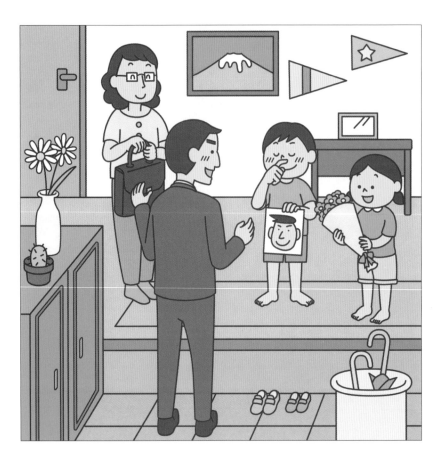

父の日プレゼント

2018年の母の日の経済効果が1170億円だったのに対し、父の日はその約半分の580億円。アメリカでも母の日のプレゼントの金額が父の日よりも高いという調査結果がある。

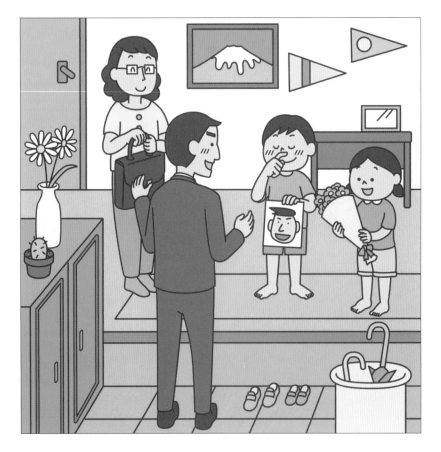

目標時間
1 分 **30** 秒

目標時間内に 見つけた間違いの数
／ **8** 個

実測時間
分　　秒

最終的に 見つけた間違いの数
／ **8** 個

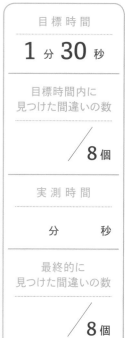

てるてる坊主

晴天を願って飾られるてるてる坊主。江戸時代には「てり雛」「てるてる法師」などの呼び名もあったが、大正10年の童謡『てるてる坊主』の影響もあり、現在では他の呼び名はほとんど使われない。

6月

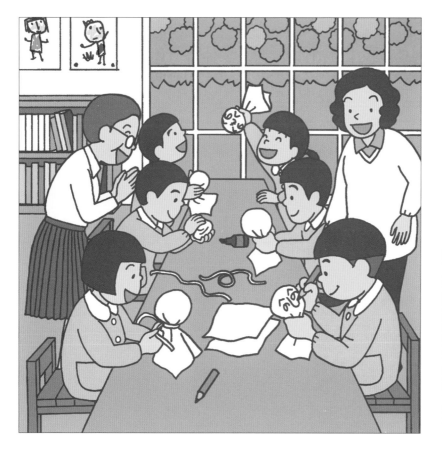

目標時間
1 分 **30** 秒

目標時間内に 見つけた間違いの数
／ **8** 個

実測時間
分　　　秒

最終的に 見つけた間違いの数
／ **8** 個

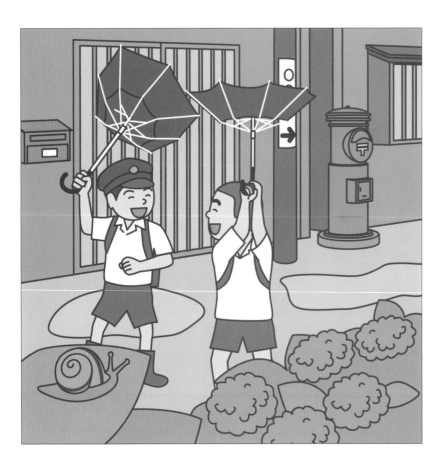

カタツムリ

梅雨の時期になると見かけるようになるカタツムリ。生物学的にはカタツムリという分類は存在せず、陸貝に分類される。そして陸貝の殻が退化してなくなったものがナメクジと呼ばれる。

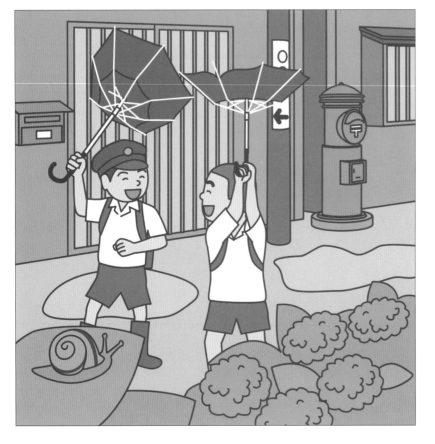

目標時間
2 分 30 秒

目標時間内に 見つけた間違いの数
／8 個

実測時間
分　　秒

最終的に 見つけた間違いの数
／8 個

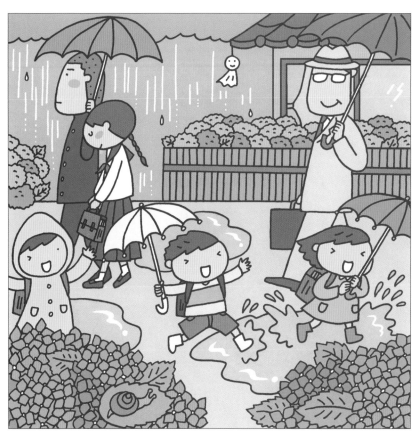

あじさい

昭和のスター・石原裕次郎の命日である7月17日はあじさい忌と呼ばれる。これは生前裕次郎があじさいが好きだったこと、また裕次郎が歌った「あじさいの歌」が由来になっている。

6月

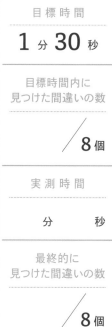

目標時間
1 分 30 秒

目標時間内に 見つけた間違いの数
/ 8 個

実測時間
分　　秒

最終的に 見つけた間違いの数
/ 8 個

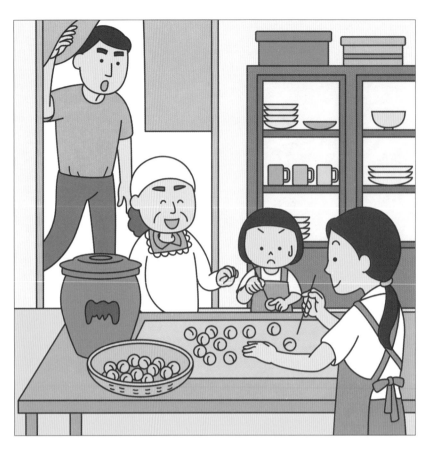

梅干し

梅干しが酸っぱいのは、クエン酸が含まれているから。梅は果実の中でクエン酸の含有量が最も多く、一粒の中にレモン一つ分の2、3倍の量が含まれているという。

目標時間
1 分 30 秒

目標時間内に 見つけた間違いの数
／8 個

実測時間
分 秒

最終的に 見つけた間違いの数
／8 個

66

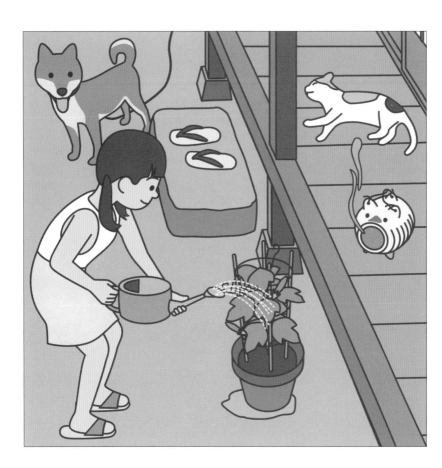

アサガオ

アサガオが日本に伝わったのは奈良時代。当初は観賞用ではなく、種が下剤になる薬用植物として持ち込まれた。しかし、江戸時代に花を観賞するための栽培のブームが起こり、夏の定番の花として今に至る。

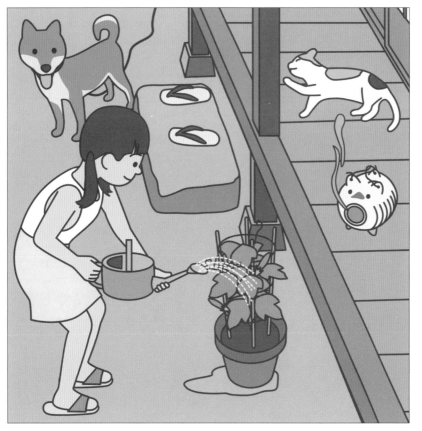

7月

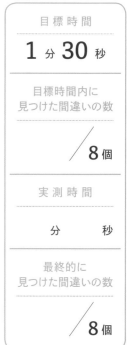

目標時間
1 分 30 秒

目標時間内に見つけた間違いの数
／ 8 個

実測時間
分　　秒

最終的に見つけた間違いの数
／ 8 個

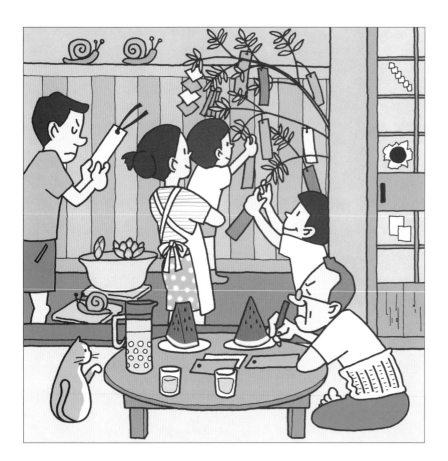

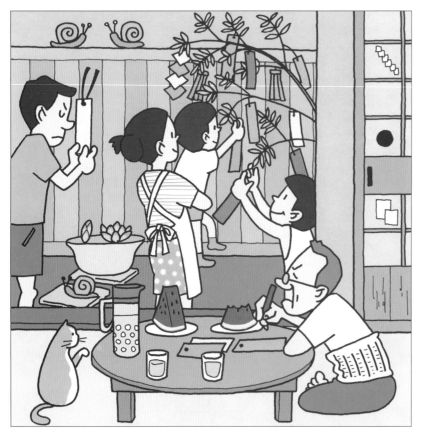

七夕

元々は中国の行事であった七夕。日本に伝わった際に日本の棚機津女の伝承と合わさったことで日本独自の七夕という行事になった。

目標時間

1 分 **30** 秒

目標時間内に
見つけた間違いの数

／ **8** 個

実測時間

分　　　秒

最終的に
見つけた間違いの数

／ **8** 個

短冊

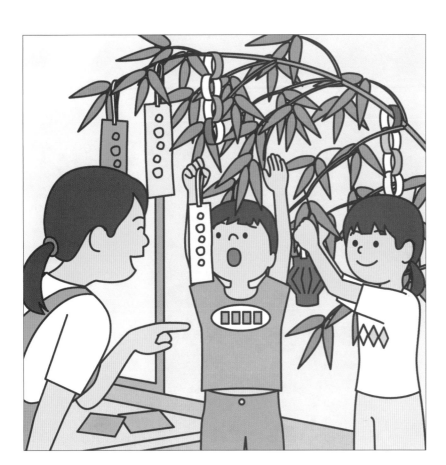

願い事を短冊に書いて笹に吊るすのが七夕の定番。この風習は江戸時代から始まったもの。七夕の行事はアジアの各地で行われるが、願いを書いた短冊を吊るすのは日本だけの風習。

目標時間
1 分 00 秒

目標時間内に見つけた間違いの数
／8 個

実測時間
分　　秒

最終的に見つけた間違いの数
／8 個

江戸風鈴

ガラス製の風鈴の一つである江戸風鈴。江戸時代からの伝統を受け継いだ工芸品という意味で「江戸」という名前がついているが、実際にこの呼び名が使われ始めたのは昭和39年から。

目標時間
1 分 30 秒

目標時間内に 見つけた間違いの数
／ 8 個

実 測 時 間
分　　　秒

最終的に 見つけた間違いの数
／ 8 個

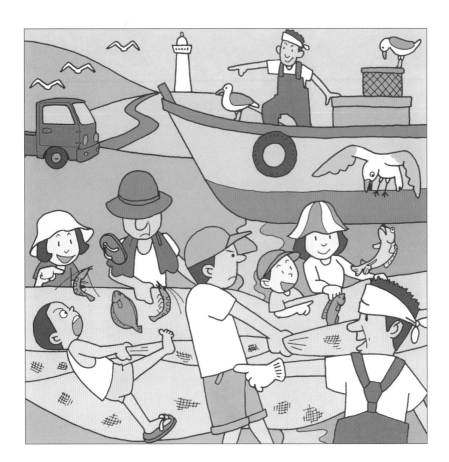

地引き網

皆で網を引っ張り魚を取る地引き網。現在でも各地の漁港で体験をさせてもらうこともできるが、近年では沖合漁業が盛んになったこともあり、地引き網自体は衰退しつつある。

7月

目標時間

1分**00**秒

目標時間内に
見つけた間違いの数

／**8**個

実測時間

分　　秒

最終的に
見つけた間違いの数

／**8**個

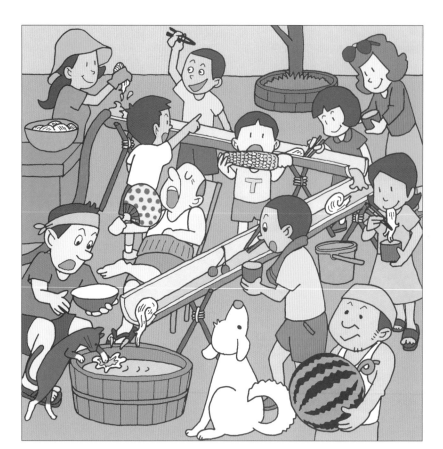

流しそうめん

上から流れてくるそうめんを上手にすくうのが楽しい流しそうめん。昭和60年代の川崎球場では観客が少なかったこともあってお客さんが試合そっちのけで流しそうめんを食べたという「伝説」がある。

目標時間		
1 分 30 秒		

目標時間内に見つけた間違いの数
／8個

実測時間
分　　秒

最終的に見つけた間違いの数
／8個

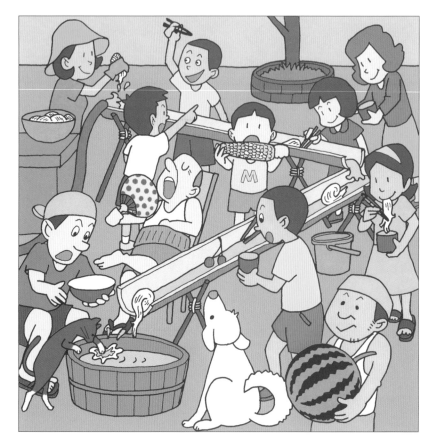

72

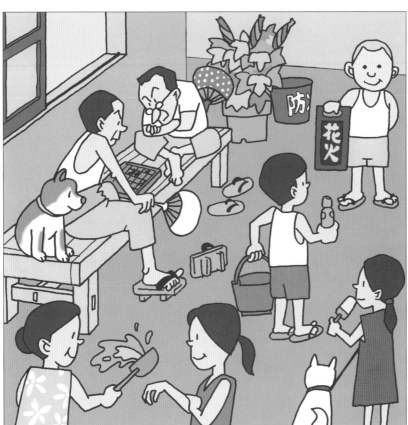

おもちゃ花火

打ち上げ花火を扱うには免許が必要だが、スーパーなどで売っているおもちゃ花火は誰でも遊ぶことができる。しかし公共の交通機関を使う場合、持ち運べる量には制限があるのでご注意を。

7月

目標時間
1 分 30 秒

目標時間内に見つけた間違いの数
／ 8 個

実測時間
分　　秒

最終的に見つけた間違いの数
／ 8 個

アメリカザリガニ

日本には元々ニホンザリガニがいたが、昭和2年に持ち込まれたアメリカザリガニが強い生命力で日本各地に広まっていった。そのため現在ではザリガニと言えばアメリカザリガニのイメージが一般的に。

目標時間
1 分 00 秒

目標時間内に見つけた間違いの数
／8 個

実測時間
分　　　秒

最終的に見つけた間違いの数
／8 個

スケートボード

昭和の頃から何度もブームとなったスケートボード。1950年頃のアメリカで誕生したこの遊具は、当初はローラーサーフィンと呼ばれてサーファーが陸上でサーフィンの練習をするために使用された。

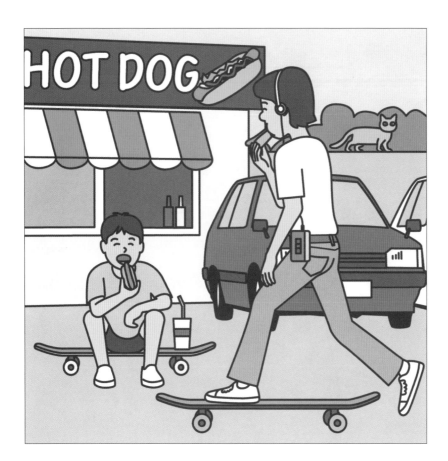

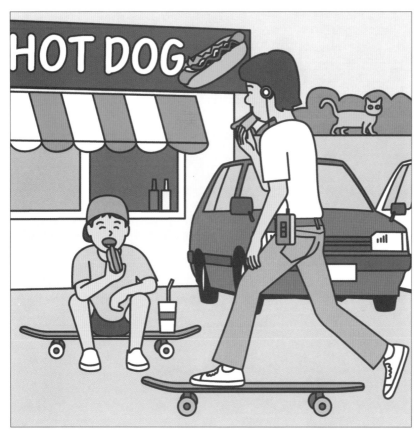

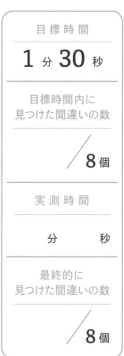

目標時間
1 分 **30** 秒

目標時間内に 見つけた間違いの数
／ **8** 個

実測時間
分　　秒

最終的に 見つけた間違いの数
／ **8** 個

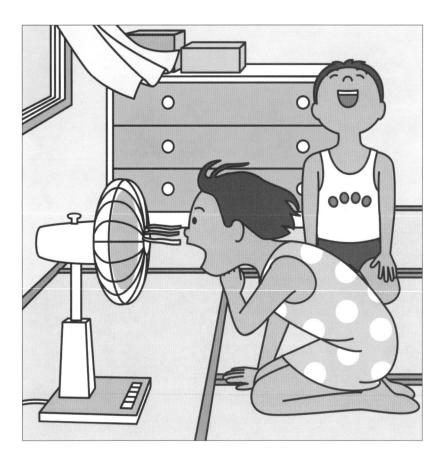

扇風機

回転する扇風機に向かって声を出すと、声が普段と変わって聞こえる。これは回転する羽根にぶつかり通常より大きくなった声と羽根のすき間を通過した普通の声が混ざり合うことが原因。

目標時間		
1 分 **00** 秒		

目標時間内に 見つけた間違いの数
／ **8** 個

実測時間
分　　　　秒

最終的に 見つけた間違いの数
／ **8** 個

スイカ割り

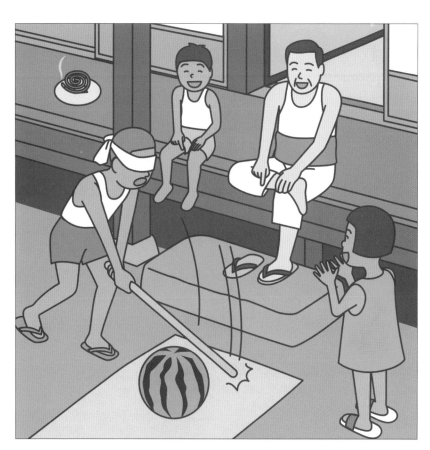

スイカといえば緑の地に黒の縞模様が当たり前！……と思われがちだが、実はこの模様のスイカが広まったのは昭和初期から。それ以前は鉄カブトとも呼ばれる黒皮のスイカが一般的だった。

8月

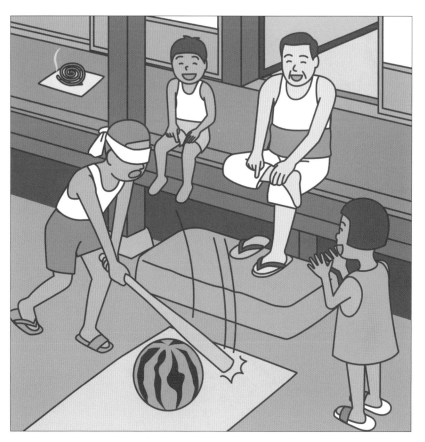

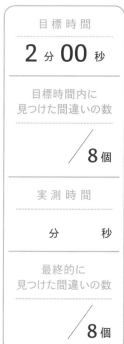

目標時間
2 分 **00** 秒

目標時間内に 見つけた間違いの数
／ **8** 個

実測時間
分　　秒

最終的に 見つけた間違いの数
／ **8** 個

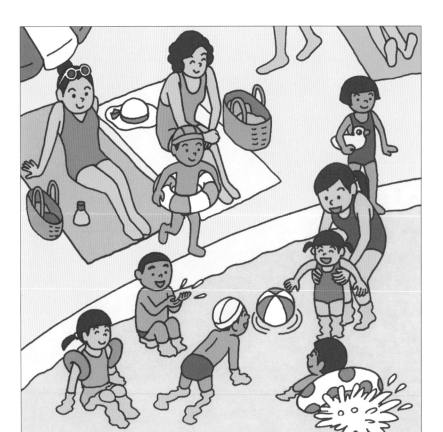

浮き輪

浮き輪の空気穴には空気が抜けづらいように弁があるので、直接口で空気を吹き込んで膨らませるのはなかなか大変。ストローを差し込んでそこから空気を入れると弁が閉じず膨らませやすくなる。

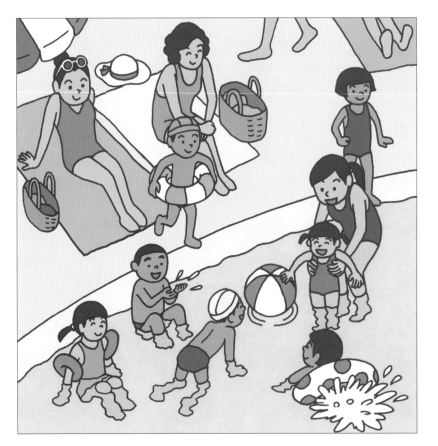

目標時間
1 分 00 秒

目標時間内に 見つけた間違いの数
／8 個

実測時間
分　　　秒

最終的に 見つけた間違いの数
／8 個

ビーチパラソル

ビーチパラソルを立てる際には最初に深く刺し込んで一度立ててからむやみに触らないのが大事。太陽の向きに合わせて角度を変えようとすると土台が緩んで倒れたり抜けやすくなってしまう。

8
月

目標時間
2 分 **00** 秒

目標時間内に 見つけた間違いの数
／ **8** 個

実測時間
分　　　秒

最終的に 見つけた間違いの数
／ **8** 個

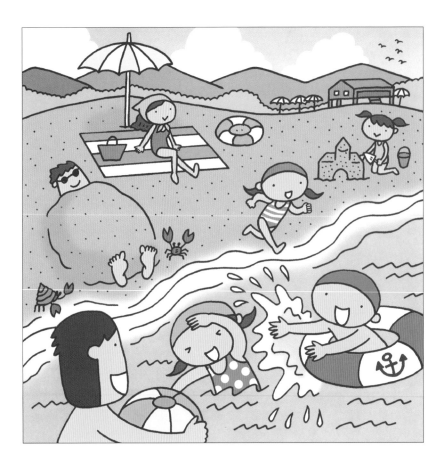

海水浴

日本で海水浴が始まったのは19世紀後半から。当時はレジャー目的ではなく、海水浴に医療効果があると信じられており、陸軍軍医総監の松本順（旧名良順）が日本での海水浴普及に貢献した。

目標時間
1 分 30 秒

目標時間内に 見つけた間違いの数
／ 8 個

実測時間
分　　秒

最終的に 見つけた間違いの数
／ 8 個

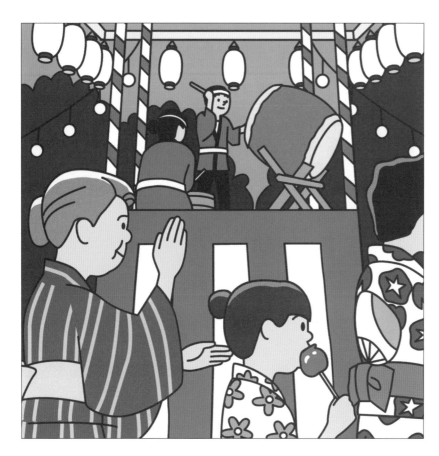

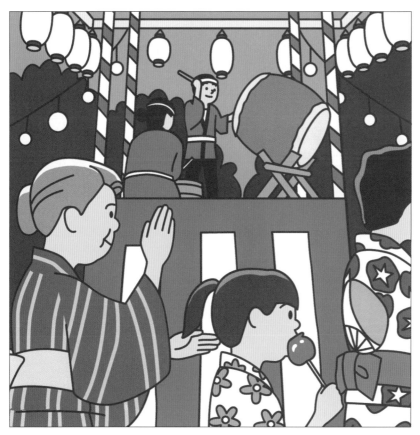

盆踊り

櫓の周りを囲んで踊る盆踊り。踊りのときに流す曲に決まりはなく、愛知県一宮市では、昭和61年から荻野目洋子の『ダンシング・ヒーロー』を流しており、もはや30年以上続く立派な伝統に。

8月

目標時間

1 分 00 秒

目標時間内に
見つけた間違いの数

／8 個

実測時間

分　　　秒

最終的に
見つけた間違いの数

／8 個

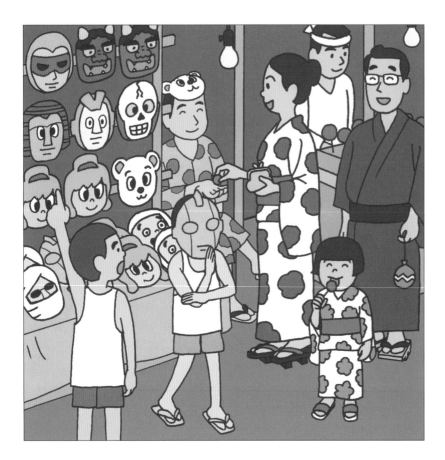

お面

昔も今も縁日の人気アイテムであるお面。戦後間もない頃はセルロイド製のものが多かったがセルロイドが燃えやすく世界各地で規制されたこともあり、現在は塩化ビニール製のものが主流。

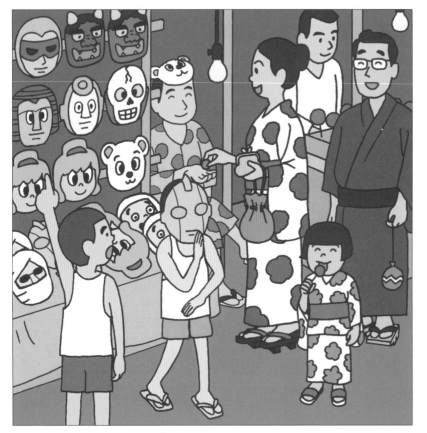

目標時間
1 分 30 秒

目標時間内に 見つけた間違いの数
／8 個

実測時間
分　　　秒

最終的に 見つけた間違いの数
／8 個

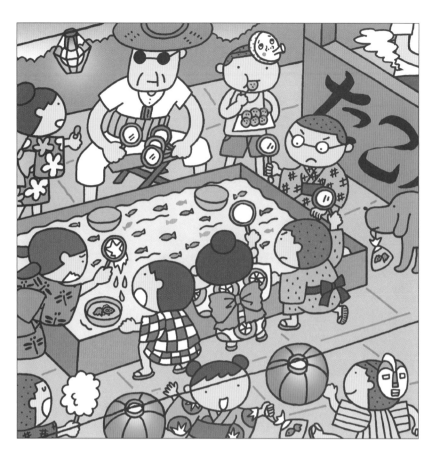

金魚すくい

金魚すくいの際に使われるすくい網は「ポイ」と呼ばれる。ポイを部分的に水に濡らしてしまうと強度の差ができてそこから破れてしまうので、一度全体を水に濡らすのが上手にすくうコツ。

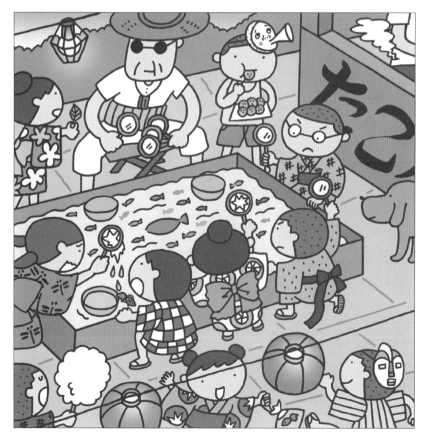

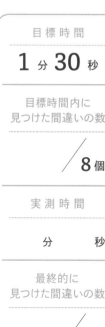

目標時間		
1 分 **30** 秒		

目標時間内に 見つけた間違いの数		
	/	**8** 個

実測時間		
分		秒

最終的に 見つけた間違いの数		
	/	**8** 個

8月

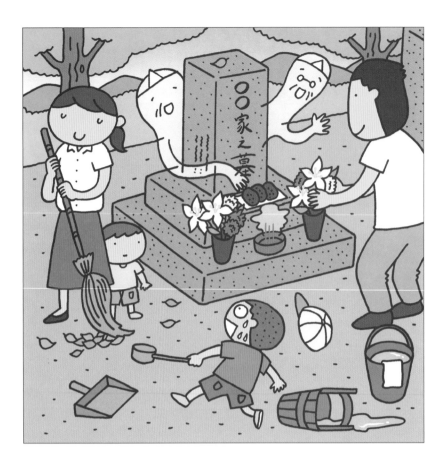

幽霊

幽霊の額についている三角の白い布。これは天冠と呼ばれるもので死に装束の一つ。元々は死者だけでなく葬式の参列者もつけていたが、現在は死者も参列者もつけておらず幽霊しかつけていない？

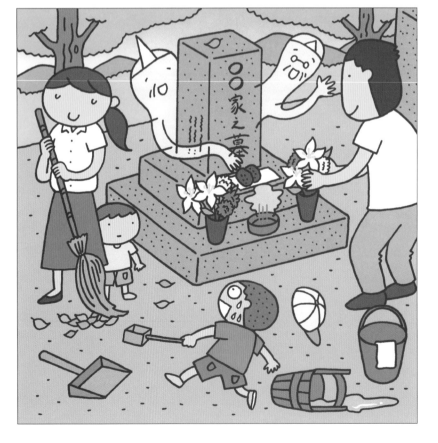

目標時間
1 分 00 秒

目標時間内に 見つけた間違いの数
／ 8 個

実測時間
分　　　秒

最終的に 見つけた間違いの数
／ 8 個

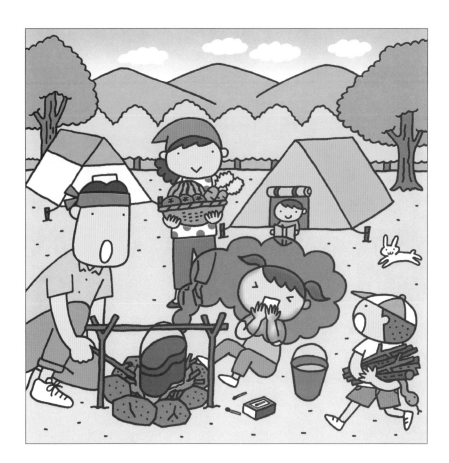

飯盒（はんごう）

綺麗な丸の形ではなく、豆のような形をしている飯盒。外での焚火では火が均等にならず、むらができやすくなるが、この形だと対流で全体に熱が回り、外でも美味しく炊くことができる。

8月

目標時間
1 分 **30** 秒

目標時間内に見つけた間違いの数
／ **8** 個

実測時間
分　　秒

最終的に見つけた間違いの数
／ **8** 個

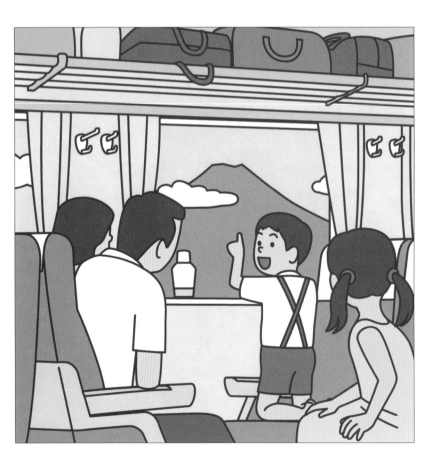

家族旅行

帰省などでは長時間列車に揺られることも多いが、注意したいのが乗り物酔い。電車だと車両中央部の席の方が揺れづらいのでお勧め。また進行方向と逆側を向いて座ると酔いやすくなるので注意。

目標時間
1 分 30 秒

目標時間内に見つけた間違いの数
／8 個

実測時間
分　　秒

最終的に見つけた間違いの数
／8 個

目標時間内に見つけられた
間違い数を書き込んでください

見つけた間違いの数で脳の活性度をチェック！

Q041 個	Q042 個	Q043 個	Q044 個	Q045 個	Q046 個	Q047 個	Q048 個
Q049 個	Q050 個	Q051 個	Q052 個	Q053 個	Q054 個	Q055 個	Q056 個
Q057 個	Q058 個	Q059 個	Q060 個	Q061 個	Q062 個	Q063 個	Q064 個
Q065 個	Q066 個	Q067 個	Q068 個	Q069 個	Q070 個	Q071 個	Q072 個
Q073 個	Q074 個	Q075 個	Q076 個	Q077 個	Q078 個	Q079 個	Q080 個

8個の間違いを全部見つけた問題の数で現在の脳の活性度を判断

- 35〜40個 …… あなたの注意力・判断力・集中力は抜群です。
- 26〜34個 …… 脳は十分活性化されています。この調子で頑張りましょう。
- 15〜25個 …… 標準的な活性度です。自信を持ってください。
- 15個未満 …… もっと活性化できる余地あり。次ページからの40問を集中して解いてみましょう。

※なお、目標時間を過ぎても8個の間違いを見つけられた問題数が30個以上あれば、あなたの脳は十分活性化されているといえます。

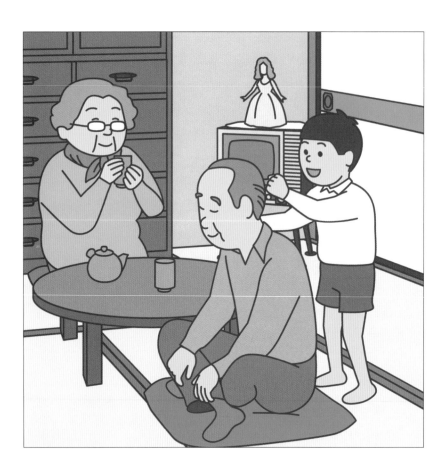

敬老の日

昭和22年に兵庫県の野間谷村が始めた敬老会から始まったとされる敬老の日。もともとは「としよりの日」「老人の日」と呼ばれていたが、昭和41年に「敬老の日」として国民の祝日に制定された。

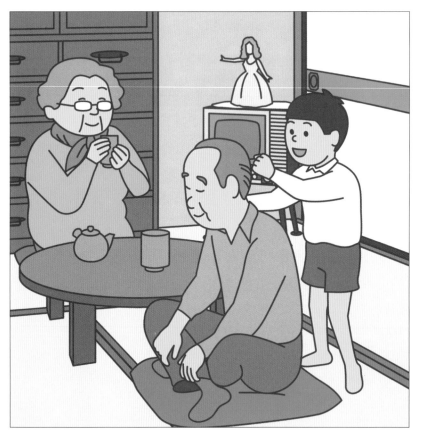

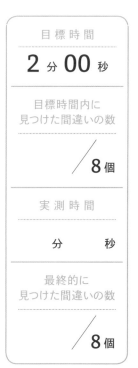

目標時間
2 分 00 秒

目標時間内に 見つけた間違いの数
／8 個

実測時間
分　　　秒

最終的に 見つけた間違いの数
／8 個

ぶどう狩り

同じぶどうでも房の位置によって甘さは異なる。房では上部についている粒が最も糖度が高く、先端の粒の糖度は低い。これを意識しながら食べてみるといつもと一味違うかも。

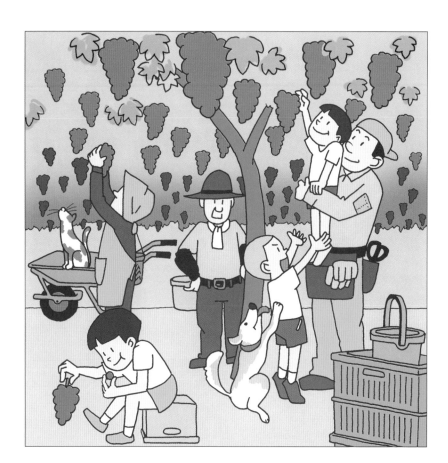

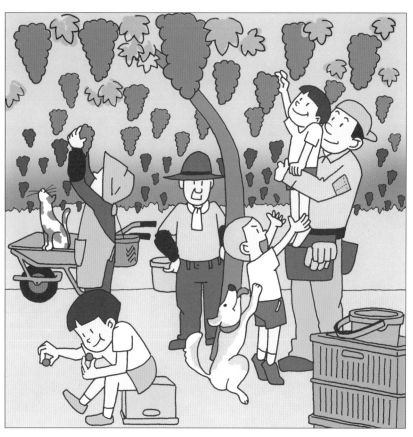

目標時間
1 分 **30** 秒

目標時間内に 見つけた間違いの数
／ **8** 個

実測時間
分　　　秒

最終的に 見つけた間違いの数
／ **8** 個

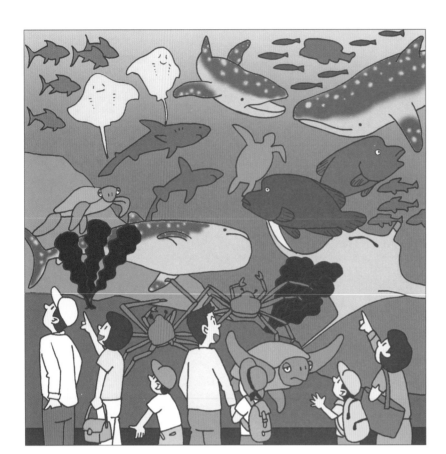

水族館

常にきれいな水を保たなければならない水族館。淡水は簡単に用意できるが、海水はなかなか難しい。トラックなどで海から輸送するのが基本だが、最近では人工海水を使うところも増えてきた。

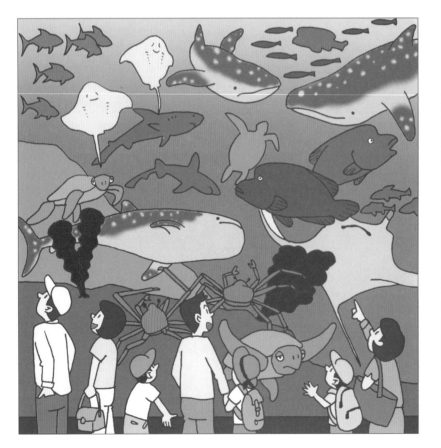

目標時間
1 分 30 秒

目標時間内に 見つけた間違いの数
／ 8 個

実測時間
分　　　秒

最終的に 見つけた間違いの数
／ 8 個

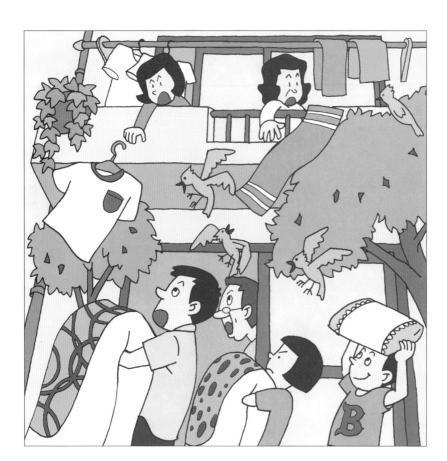

洗濯物

洗濯物を干すのに最適な時間帯は10時から14時。日が落ち始めてからは空気が湿っぽくなってしまうので、しっかり乾かした後はなるべく早めに取り込もう。

9月

目標時間
1 分 00 秒

目標時間内に 見つけた間違いの数
／8個

実測時間
分　　　秒

最終的に 見つけた間違いの数
／8個

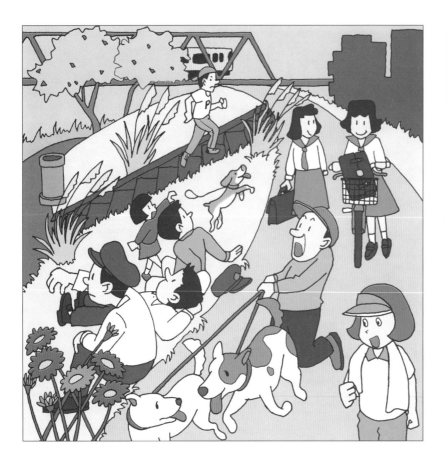

河川敷

普段はジョギングをしたり、釣りをしたりできる河川敷。しかし河川敷はあくまで川の一部。上流で大雨が降った場合、晴れていても下流は一気に増水する危険もあるのでご注意を。

目標時間
1 分 **30** 秒

目標時間内に見つけた間違いの数
／ **8** 個

実測時間
分　　秒

最終的に見つけた間違いの数
／ **8** 個

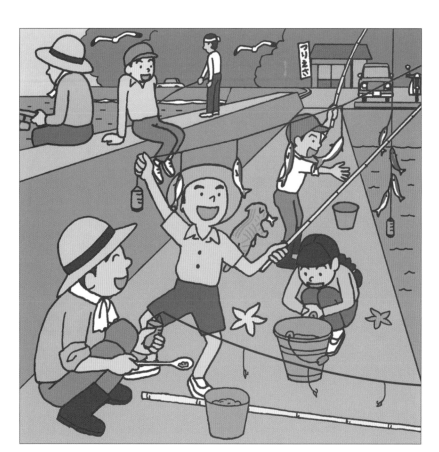

堤防釣り

堤防釣りは足場が安定しており、様々な釣り具も使用できるため、初心者にもおすすめな釣りの一つ。しかし、足を滑らせて海に落ちる危険性もあるので、ライフジャケットの装着は忘れずに。

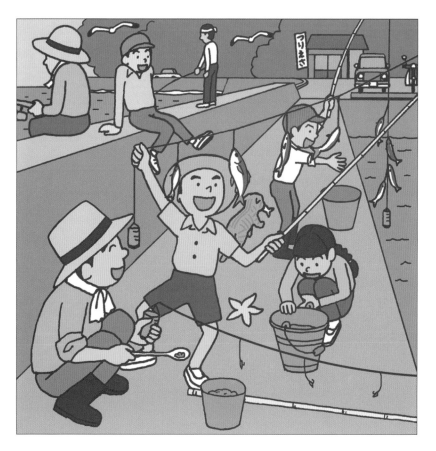

9月

目標時間
1 分 30 秒

目標時間内に 見つけた間違いの数
／8 個

実測時間
分　　　秒

最終的に 見つけた間違いの数
／8 個

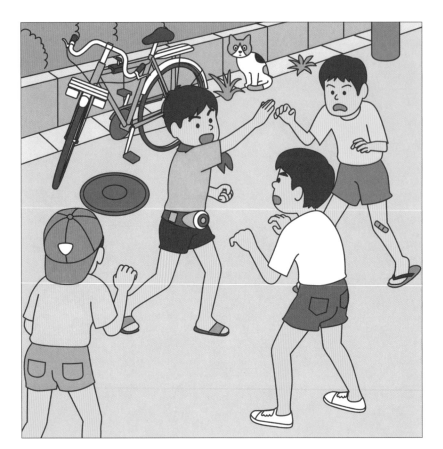

仮面ライダー

昭和46年に放送が開始された仮面ライダーは子供たちの間でも大ブームに。その後何度かの休止を挟みつつシリーズは作られ続け、令和になった現在も新作が放映されており、まさに国民的ヒーロー。

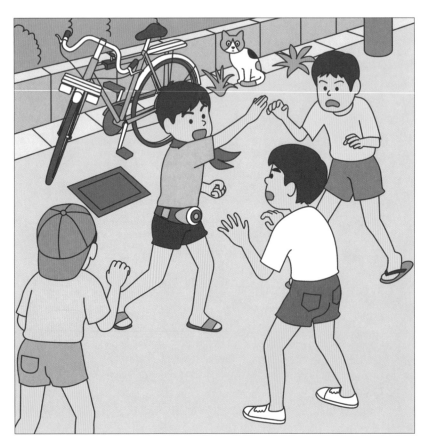

目標時間
1 分 00 秒

目標時間内に 見つけた間違いの数
／8 個

実測時間
分　秒

最終的に 見つけた間違いの数
／8 個

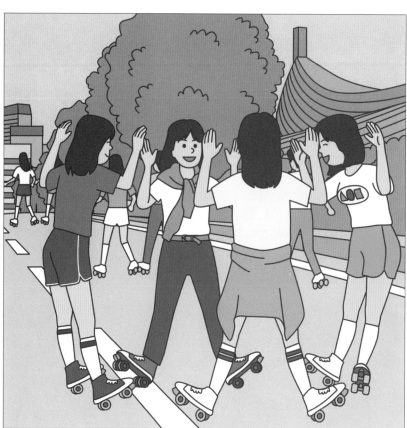

ローラースケート

昭和43年にテレビ番組がきっかけで起きたローラースケートブーム。ブームは一度沈静化したが、昭和50年にローラースケートで踊るローラーディスコが登場し再びブームに。

目標時間
1 分 **30** 秒

目標時間内に 見つけた間違いの数
／**8** 個

実測時間
分　　　秒

最終的に 見つけた間違いの数
／**8** 個

9月

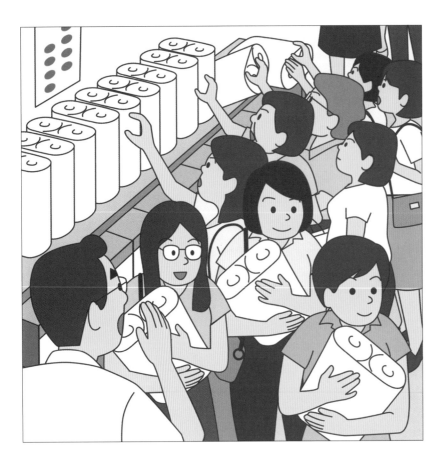

トイレットペーパー

昭和48年に原油価格の高騰をきっかけにして、トイレットペーパーが買い占められる騒動が起こった。それから40年以上経った令和2年にも新型コロナウイルスの影響で再び買い占め騒動が起きた。

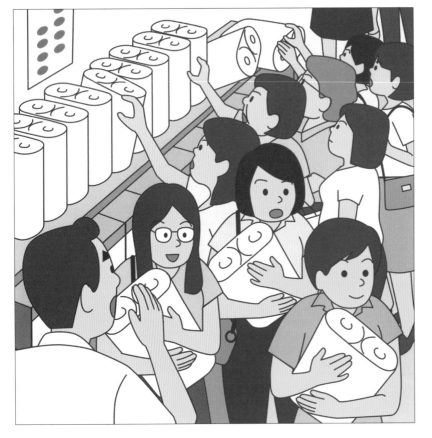

目標時間
1 分 30 秒

目標時間内に 見つけた間違いの数
／8個

実測時間
分　　　秒

最終的に 見つけた間違いの数
／8個

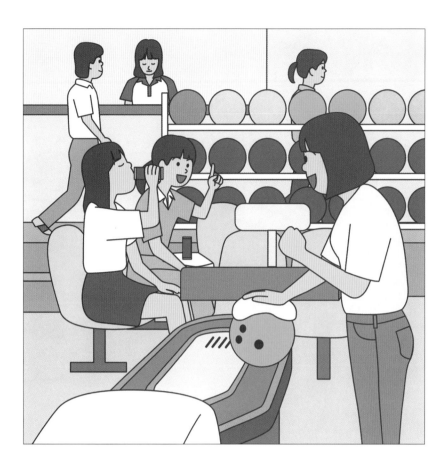

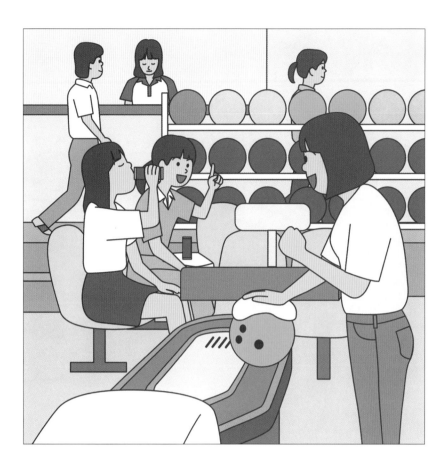

ボウリング

昭和45年に須田開代子や中山律子などの女性プロボウラーの活躍によって、ボウリングが一躍ブームに。昭和47年には全国のボウリング場の数は3697店に達した。

目標時間
1 分 30 秒

目標時間内に見つけた間違いの数
／ 8 個

実測時間
分　　秒

最終的に見つけた間違いの数
／ 8 個

9月

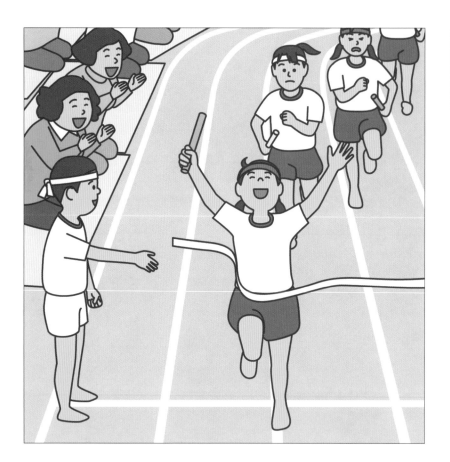

裸足の運動会

昭和30年代くらいまでは運動会では裸足や足袋で走ることも多かった。練習では運動靴を履いているのに運動会当日だけは足袋を履くという地域もあったという。

目標時間
2 分 30 秒

目標時間内に 見つけた間違いの数
／ 8 個

実測時間
分　　秒

最終的に 見つけた間違いの数
／ 8 個

家族でお弁当

運動会での楽しみの一つが家族で食べるお弁当。校庭にシートを敷いて、おにぎりなどを食べるのが定番だが、最近では日差しや衛生面を考慮して体育館など屋内で食べるようにしている学校も多い。

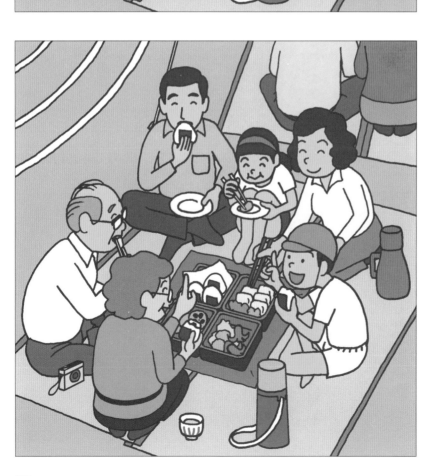

目標時間
1 分 30 秒

目標時間内に 見つけた間違いの数
／ 8 個

実測時間
分　　　秒

最終的に 見つけた間違いの数
／ 8 個

10月

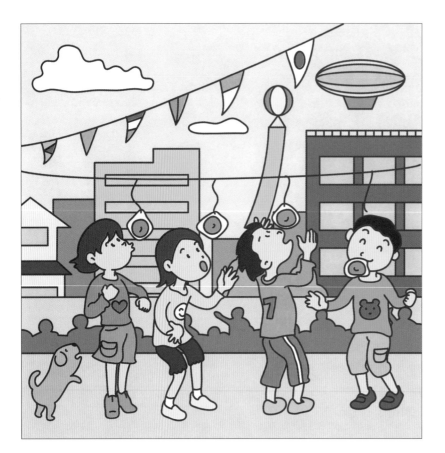

アドバルーン

屋上から気球を上げ広告文を吊り下げるアドバルーンは昭和30年代から40年代にはよく街中で見られた。現在では建築物の高層化が進んだことで宣伝効果が落ち、あまり見られなくなった。

目標時間
1 分 30 秒

目標時間内に 見つけた間違いの数
／ 8 個

実測時間
分　　秒

最終的に 見つけた間違いの数
／ 8 個

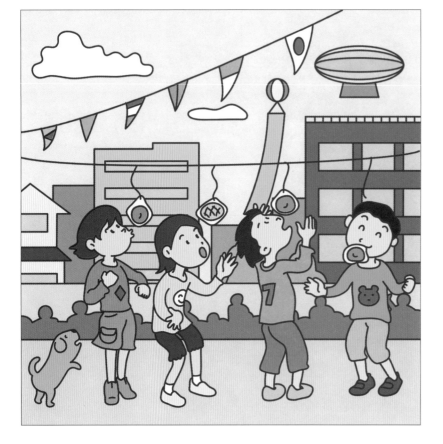

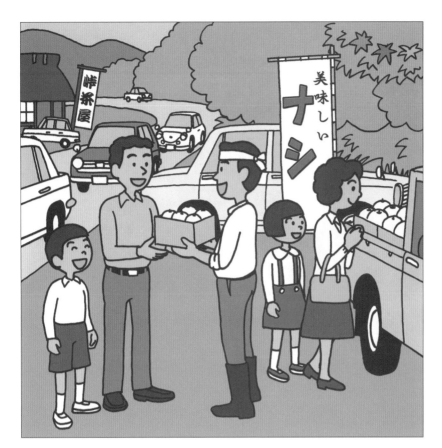

梨の移動販売

梨は秋の果物だと思われがちだが、品種によっては夏に実をつけるものもあれば、2月まで続くものも。秋のイメージが定着しているのは、代表的な品種の二十世紀梨が秋に実をつけるから。

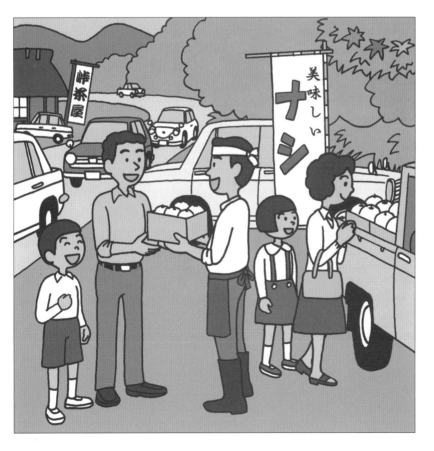

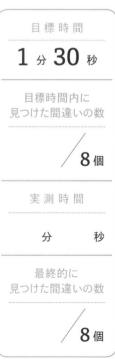

目標時間
1 分 30 秒

目標時間内に 見つけた間違いの数
／8 個

実測時間
分　秒

最終的に 見つけた間違いの数
／8 個

10月

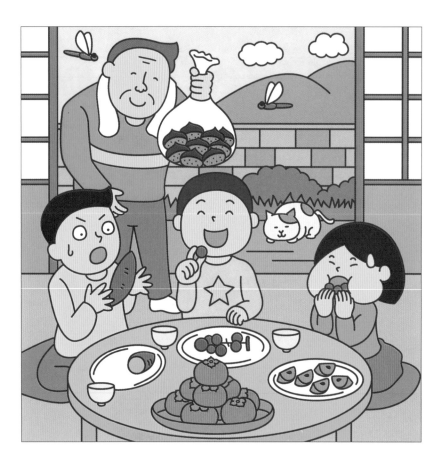

秋の味覚

柿の品種の中で甘柿は少数でそのほとんどが渋柿。海外でも食べられているがその多くが江戸時代に日本産の品種が伝わったもので、現地でも「カキ」と発音される場合が多い。

目標時間
1 分 30 秒

目標時間内に 見つけた間違いの数
／8個

実測時間
分　　　秒

最終的に 見つけた間違いの数
／8個

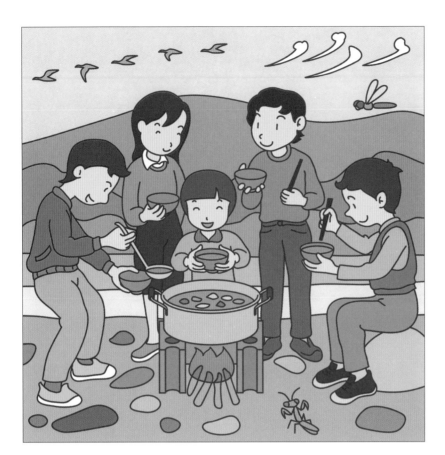

カレー

キャンプで作られることの多いカレー。味はもちろんだが、素材を煮込んで作るため食中毒を起こしづらいこと、食器が皿一枚ですむことなど、キャンプならではの理由も人気の要因。

目標時間
1 分 **30** 秒

目標時間内に 見つけた間違いの数
／ **8** 個

実測時間
分　　　秒

最終的に 見つけた間違いの数
／ **8** 個

10月

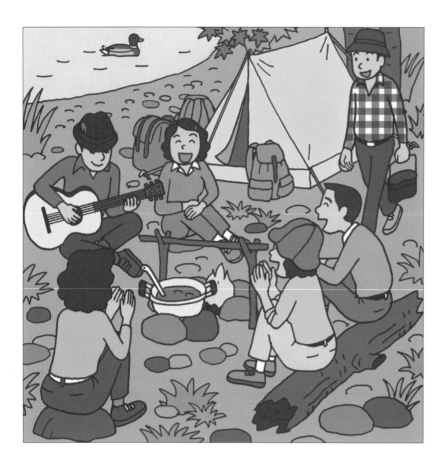

秋キャンプ

秋に行うキャンプは夏にはない大きなメリットがある。一つは気候が涼しく安定していること。そしてもう一つは血を吸う虫が少ないこと。快適さならば夏よりも秋の方が優れていると言っていいだろう。

目標時間
1 分 30 秒

目標時間内に見つけた間違いの数
／8 個

実測時間
分　　秒

最終的に見つけた間違いの数
／8 個

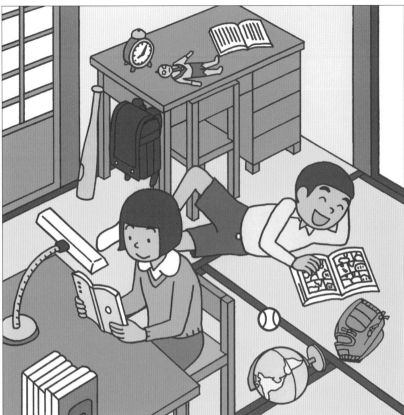

読書の秋

読書の秋という言葉が浸透したのは戦後の読書週間キャンペーンの影響だが、中国の唐の時代の詩人・韓愈が、秋は読書に向いていると詩にしているぐらい、昔から読書に最適な季節だと考えられていた。

10月

目標時間
1 分 00 秒

目標時間内に見つけた間違いの数
／8個

実測時間
分　　秒

最終的に見つけた間違いの数
／8個

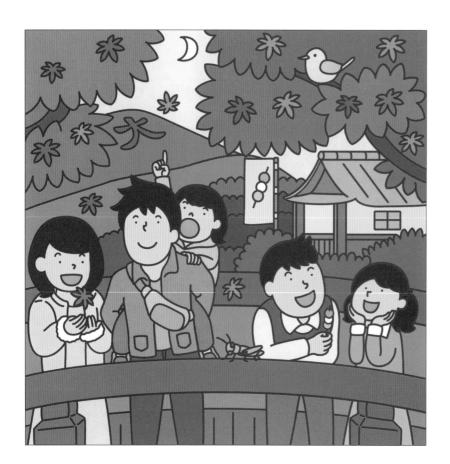

紅葉

木の葉が緑なのは植物が養分を作り出すために葉の葉緑素が活動しているから。そのため休眠状態に入る秋になると葉に養分がいかなくなり、葉緑素が失われ葉が変色する。

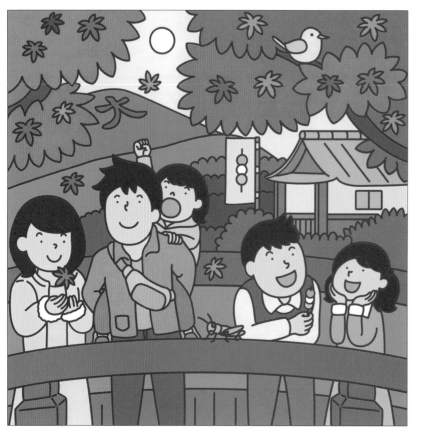

目標時間	
1 分 **30** 秒	

目標時間内に 見つけた間違いの数	
/ **8** 個	

実測時間	
分　　　秒	

最終的に 見つけた間違いの数	
/ **8** 個	

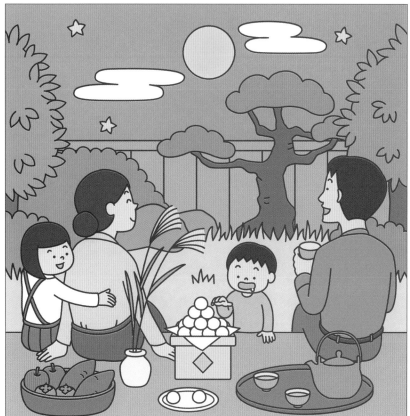

中秋の名月

旧暦の8月15日の満月を指す、中秋の名月。しかし、暦と満ち欠けのズレがあり必ずしも15日が満月とはならない。また、旧暦の8月15日は必ず仏滅になることから仏滅名月とも呼ばれる。

目標時間
2分**00**秒

目標時間内に 見つけた間違いの数
／**8**個

実測時間
分　　秒

最終的に 見つけた間違いの数
／**8**個

10月

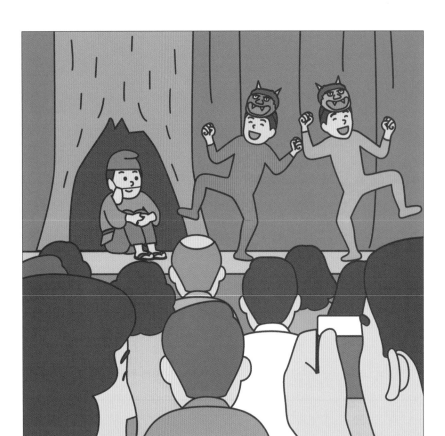

学芸会

13世紀の『宇治拾遺物語』に原型の話がある、こぶとりじいさん。似たような話は世界各地で見受けられ、東洋では顔や首にこぶができるのに対し、西洋では背中にこぶができることが多い。

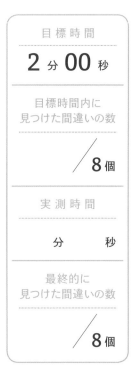

目標時間
2 分 **00** 秒

目標時間内に 見つけた間違いの数
／ **8** 個

実測時間
分 　　秒

最終的に 見つけた間違いの数
／ **8** 個

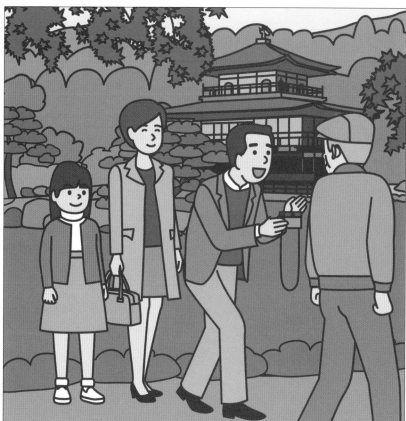

金閣寺

昭和4年に国宝に認定された金閣寺は昭和25年に放火され全焼している。しかし、屋根上にあった鳳凰像は事件当時取り外されていたため焼失を免れている。

目標時間
1 分 30 秒

目標時間内に 見つけた間違いの数
／8個

実測時間
分　　秒

最終的に 見つけた間違いの数
／8個

11月

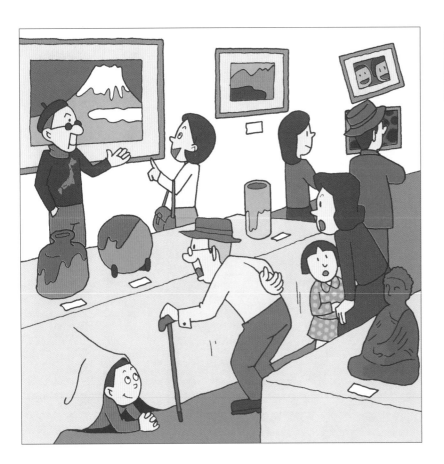

芸術の秋

芸術の秋という言葉が使われ始めたのは雑誌『新潮』で大正7年に「美術の秋」と記載されたことがきっかけ。また秋には二科展や日展など大きな美術展が開かれているのも影響している。

目標時間
1 分 30 秒

目標時間内に 見つけた間違いの数
／8 個

実測時間
分　　秒

最終的に 見つけた間違いの数
／8 個

吹奏楽

息を吹くときに唇を振動させて音を出すのが金管楽器。息を吹き込むことで、またリードなどを振動させて音を出すのが木管楽器。そのため金属製のフルートでも木管楽器とされる。

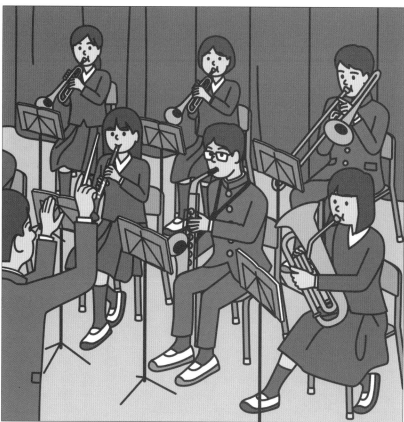

目標時間

1 分 **30** 秒

目標時間内に
見つけた間違いの数

/ **8** 個

実測時間

分　　　秒

最終的に
見つけた間違いの数

/ **8** 個

11
月

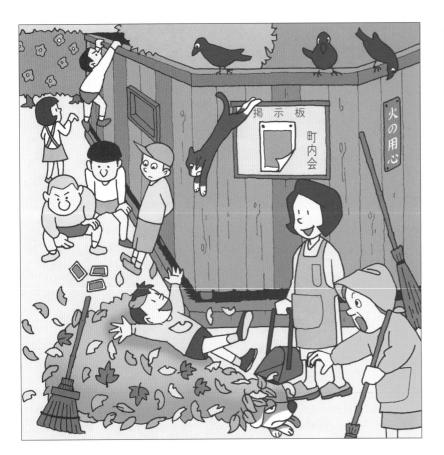

落ち葉掃除

掃除した落ち葉を一か所にまとめて焼いて処理するというのは昭和の頃にはよく見られた光景。しかし、現在では環境面の理由からゴミの野外焼却は禁止されている地域が多い。

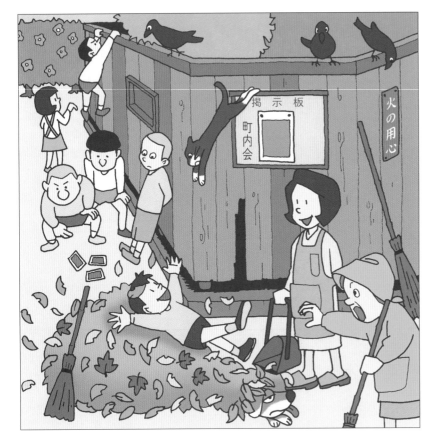

目標時間
2 分 00 秒

目標時間内に 見つけた間違いの数
／8 個

実測時間
分　　秒

最終的に 見つけた間違いの数
／8 個

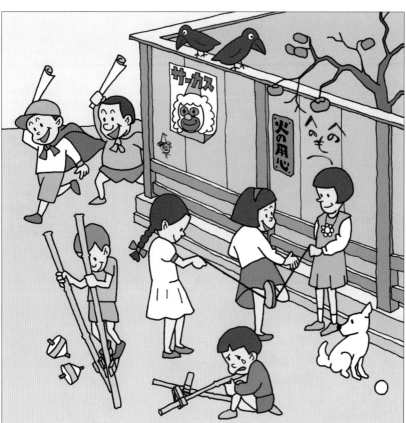

竹馬

竹馬は昔から定番の遊びだが乗りこなすのはなかなか難しい。重心のバランスを取るために、ある程度前に傾けて、片側の手足を同時に動かすのが上手に乗るコツ。

目標時間
1 分 30 秒

目標時間内に
見つけた間違いの数

/ 8 個

実測時間

分　　　秒

最終的に
見つけた間違いの数

/ 8 個

11
月

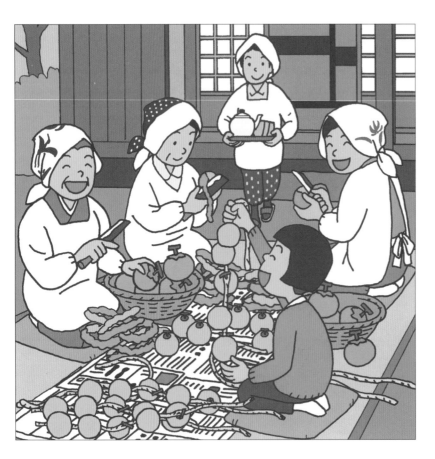

干し柿

渋柿の渋みの原因は中に含まれている水溶性のタンニン。しかし渋柿を干すとタンニンが不溶性となり、食べたときに舌が渋みを感じなくなる。渋抜きと言われるがタンニン自体が消えるわけではない。

目標時間
1 分 30 秒

| 目標時間内に
見つけた間違いの数 |
|---|
| ／ 8 個 |

実測時間
分　　秒

| 最終的に
見つけた間違いの数 |
|---|
| ／ 8 個 |

114

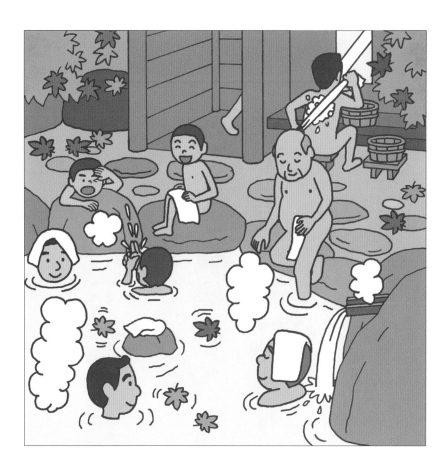

タオル

露天風呂は気持ちが良いが、冷たい外気と熱いお湯の温度差で血圧が急激に変わる危険性も。そこで熱いお湯をしみ込ませたタオルを頭に乗せることで、体全体の温度のバランスを取ることができる。

目標時間
1 分 30 秒

目標時間内に 見つけた間違いの数
／ 8 個

実測時間
分　　　秒

最終的に 見つけた間違いの数
／ 8 個

11
月

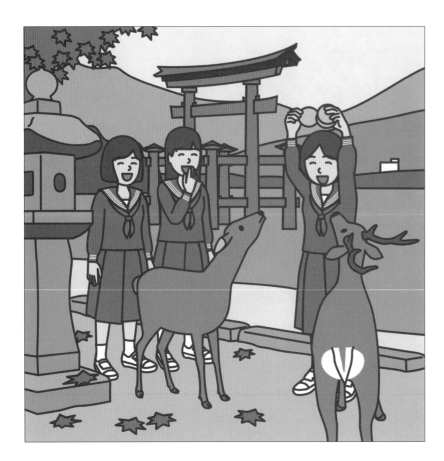

鹿

鹿と言えば秋の動物というイメージが強く俳句でも秋の季語になっている。しかし、妊娠している孕鹿（はらみじか）は春の季語であり、その後に生まれる鹿の子は夏の季語となっている。

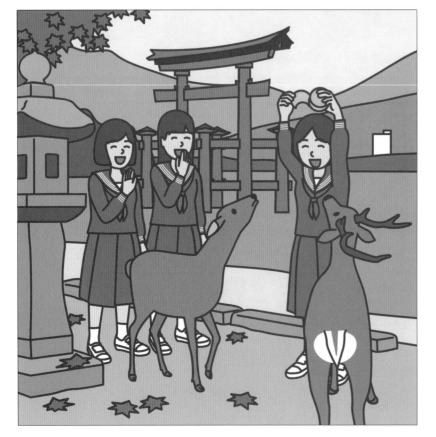

目標時間
2 分 00 秒

目標時間内に見つけた間違いの数
／8 個

実測時間
分　　秒

最終的に見つけた間違いの数
／8 個

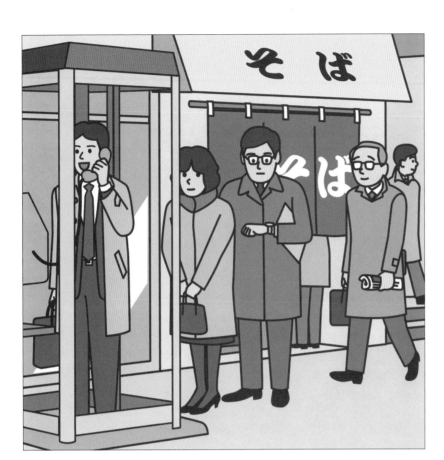

電話ボックス

携帯電話の普及で近頃は使われることも少なくなった公衆電話。緑色の電話はテレホンカードが使えるタイプとして昭和57年に登場した。当時は最新だったテレホンカードも今ではあまり見なくなった。

目標時間
2分**00**秒

目標時間内に 見つけた間違いの数
／**8**個

実測時間
分　　　秒

最終的に 見つけた間違いの数
／**8**個

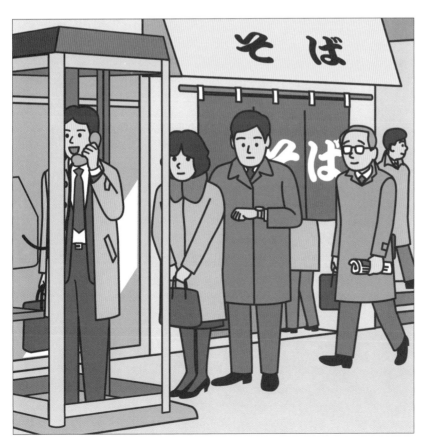

11月

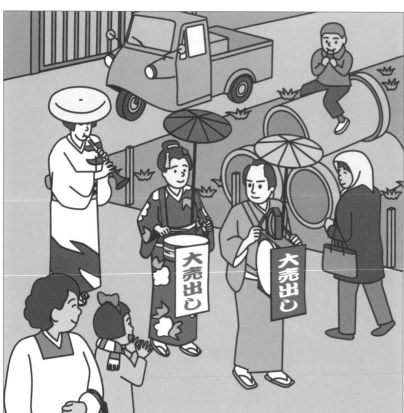

チンドン屋

賑やかな格好と音で人目を集めて宣伝を行うチンドン屋。昭和20年代はその明るい雰囲気が戦後の復興の象徴の一つとして活況を呈したが、テレビの普及などもあり昭和40年代頃には衰退していった。

目標時間
2 分 00 秒

目標時間内に 見つけた間違いの数
／8 個

実測時間
分　　　秒

最終的に 見つけた間違いの数
／8 個

アイススケート

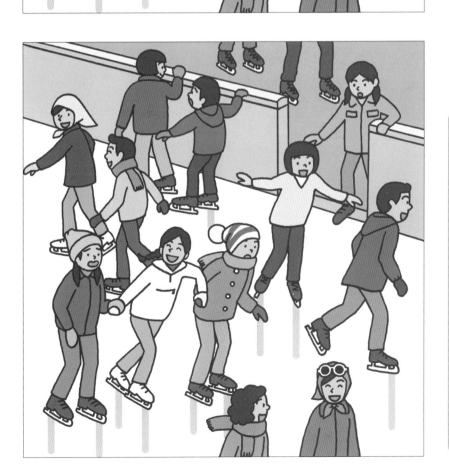

目標時間	
2分 **00**秒	

目標時間内に見つけた間違いの数	
	/**8**個

実測時間	
分　　　秒	

最終的に見つけた間違いの数	
	/**8**個

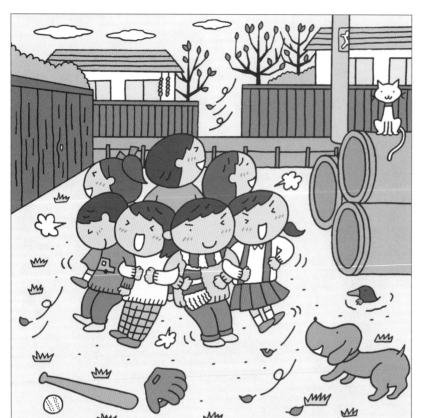

おしくらまんじゅう

おしくらまんじゅうは起源がよくわからないぐらい古い遊び。日本各地で遊ばれているのに「おしくらまんじゅう、押されて泣くな」という掛け声にほとんど地域差がないのは少し不思議な気もする。

目標時間
2 分 00 秒

目標時間内に 見つけた間違いの数
／ 8 個

実測時間
分　　　秒

最終的に 見つけた間違いの数
／ 8 個

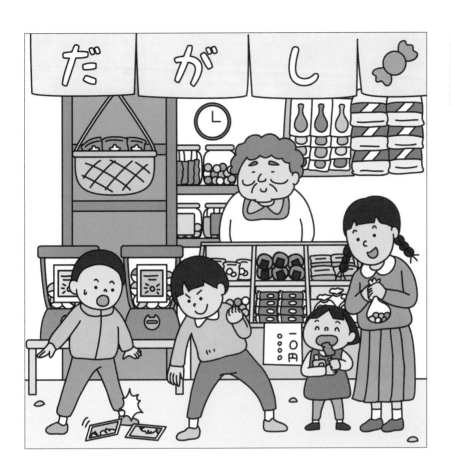

メンコ

人気の絵柄は時代によって移り変わる。戦時中は戦闘機や軍人のメンコが造られていたが、戦後は映画スター、相撲力士、テレビのヒーローなど、絵柄で当時の子供人気の流行を追うことができる。

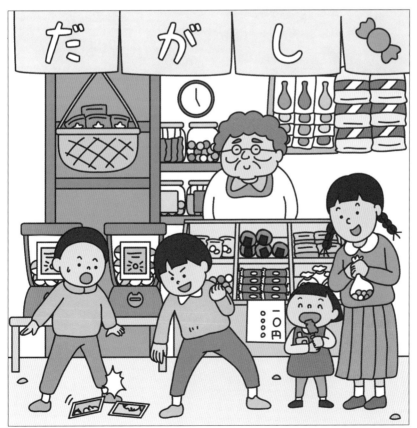

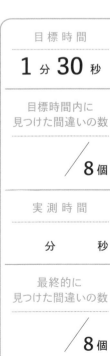

目標時間
1 分 **30** 秒

目標時間内に
見つけた間違いの数

/ **8** 個

実測時間

分　　　秒

最終的に
見つけた間違いの数

/ **8** 個

12月

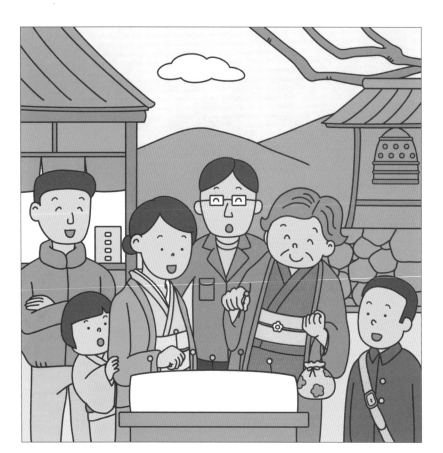

針供養

長年使用し、曲がったり折れたりした針を豆腐などに刺して寺社に収める針供養。豆腐が選ばれるのは、最後は柔らかいところで休んでほしいといういたわりの気持ちが込められているから。

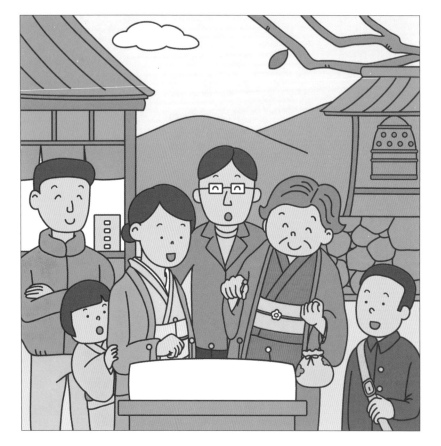

目標時間
1 分 00 秒

目標時間内に 見つけた間違いの数
／8 個

実測時間
分　　秒

最終的に 見つけた間違いの数
／8 個

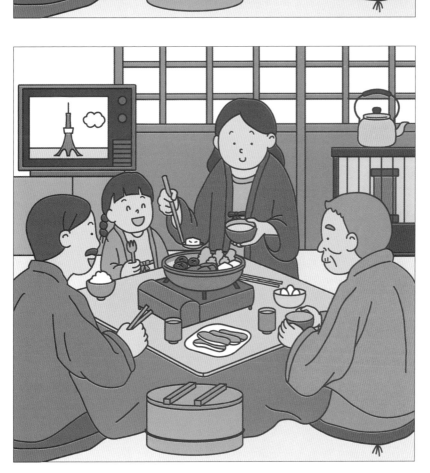

丹前

厚い綿が入った上着は丹前、または褞袍（どてら）と呼ばれる。着物の一種であり、江戸時代から着られていたものだが、洋服の上からでも簡単に羽織れることもあって、現在でも冬に着用する人も多い。

Question

116

目標時間
1 分 **30** 秒

目標時間内に 見つけた間違いの数
/ **8** 個

実測時間
分　　　　秒

最終的に 見つけた間違いの数
/ **8** 個

12
月

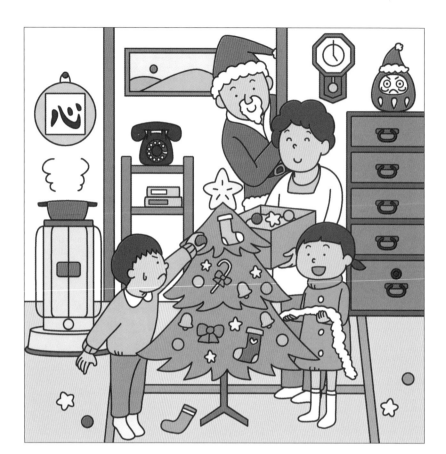

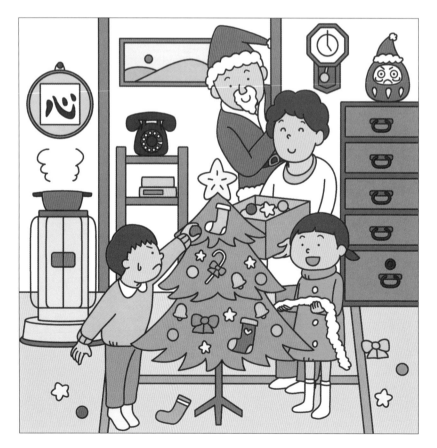

クリスマスツリー

クリスマスのシンボルとして欠かせないツリー。しかし、元々は樹木を信仰するゲルマン民族の冬のお祭りである「キール」にキリスト教が合流したものが由来とされており、キリストとは直接関係はない。

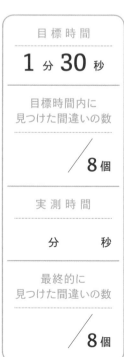

目標時間
1 分 **30** 秒

目標時間内に 見つけた間違いの数
╱ **8** 個

実測時間
分　　　秒

最終的に 見つけた間違いの数
╱ **8** 個

サンタクロース

イギリスでクリスマスにやってくるのはファーザークリスマス。聖人がモデルであるサンタクロースに対し、ファーザークリスマスの正体は妖精で、そのため衣装が紅白ではなく緑色になっていることが多い。

目標時間
2 分 00 秒

目標時間内に 見つけた間違いの数
／ 8 個

実測時間
分　　秒

最終的に 見つけた間違いの数
／ 8 個

12月

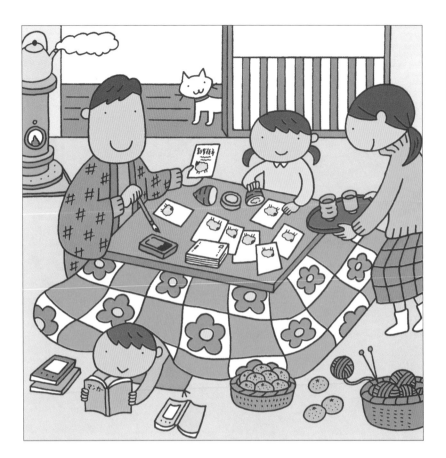

年賀状

お年玉付年賀はがきが初めて登場したのは昭和24年の12月。第1回の特等はミシンで、1等は「純毛服地」。いずれも洋裁に関係している。当時は衣服が高いため洋裁が盛んだった。

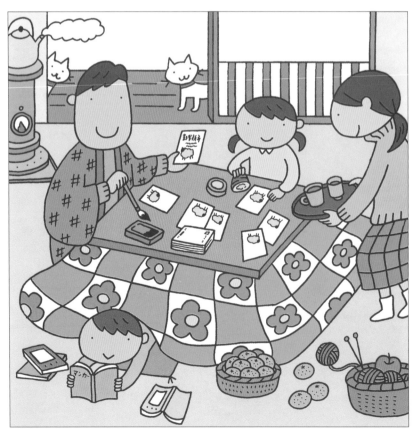

目標時間
1 分 **30** 秒

目標時間内に 見つけた間違いの数
／ **8** 個

実測時間
分　　　秒

最終的に 見つけた間違いの数
／ **8** 個

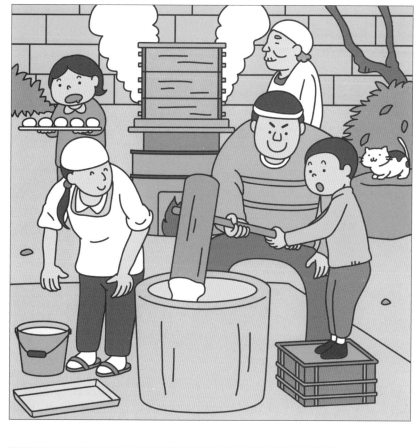

餅つき

昭和46年に東芝が日本で最初に販売した家庭用餅つき機は、ピーク時には年間100万台を売る大ヒット商品に。もち米がくるくる回りながらお餅に変わる様子は見ているだけでも面白い。

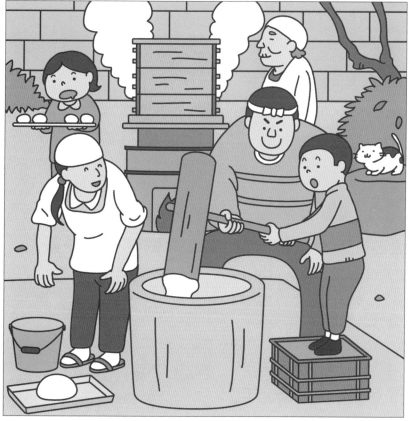

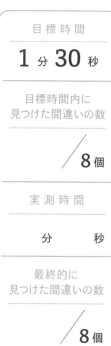

目標時間
1 分 30 秒

目標時間内に 見つけた間違いの数
／8個

実測時間
分　　秒

最終的に 見つけた間違いの数
／8個

12月

目標時間内に見つけられた間違い数を書き込んでください

見つけた間違いの数で脳の活性度をチェック！

Q081 個	Q082 個	Q083 個	Q084 個	Q085 個	Q086 個	Q087 個	Q088 個
Q089 個	Q090 個	Q091 個	Q092 個	Q093 個	Q094 個	Q095 個	Q096 個
Q097 個	Q098 個	Q099 個	Q100 個	Q101 個	Q102 個	Q103 個	Q104 個
Q105 個	Q106 個	Q107 個	Q108 個	Q109 個	Q110 個	Q111 個	Q112 個
Q113 個	Q114 個	Q115 個	Q116 個	Q117 個	Q118 個	Q119 個	Q120 個

8個の間違いを全部見つけた問題の数で現在の脳の活性度を判断

35〜40個 …… あなたの注意力・判断力・集中力は抜群です。

26〜34個 …… 脳は十分活性化されています。この調子で頑張りましょう。

15〜25個 …… 標準的な活性度です。自信を持ってください。

15個未満 …… もっと活性化できる余地あり。しばらく時間をおいて最初から解いてみましょう。

※なお、目標時間を過ぎても8個の間違いを見つけられた問題数が30個以上あれば、あなたの脳は十分活性化されているといえます。

答え

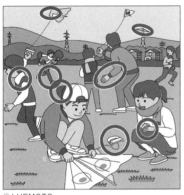

Question
004

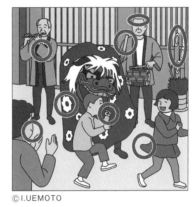

Question
001

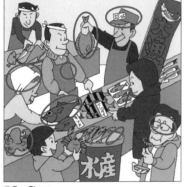

Question
005

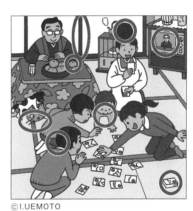

Question
002

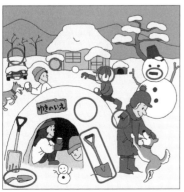

Question
006

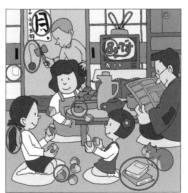

Question
003

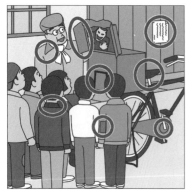

Question
011

© I.UEMOTO

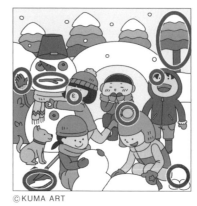

Question
007

© KUMA ART

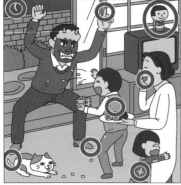

Question
012

© KUMA ART

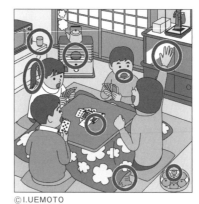

Question
008

© I.UEMOTO

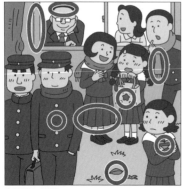

Question
013

© KUMA ART

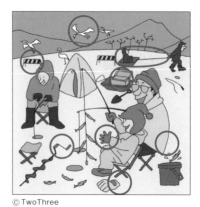

Question
009

© TwoThree

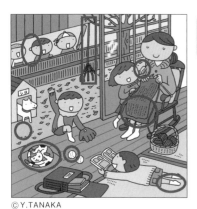

Question
014

© Y.TANAKA

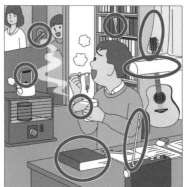

Question
010

© I.UEMOTO

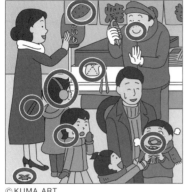

Question
019

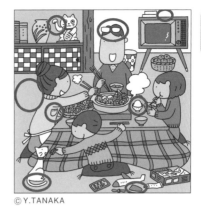

Question
015

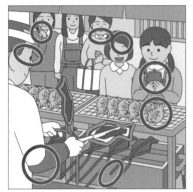

Question
020

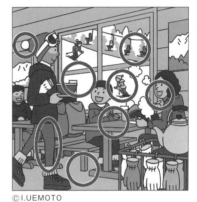

Question
016

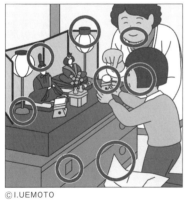

Question
021

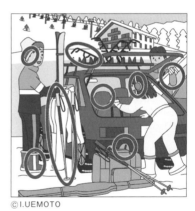

Question
017

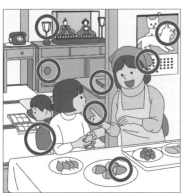

Question
022

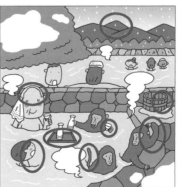

Question
018

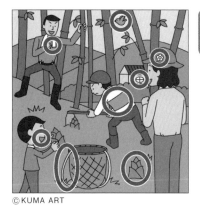

Question
027

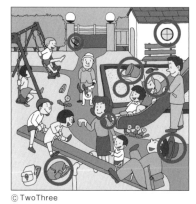

Question
023

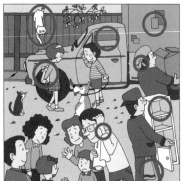

Question
028

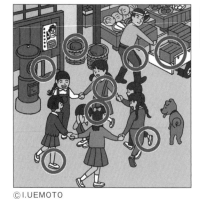

Question
024

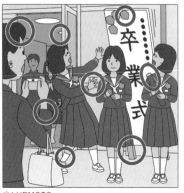

Question
029

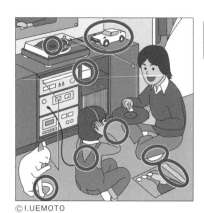

Question
025

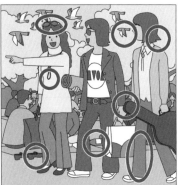

Question
030

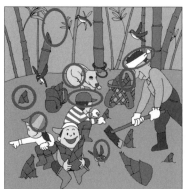

Question
026

答え

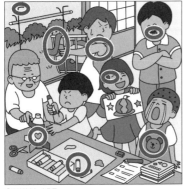

Question
035

©KUMA ART

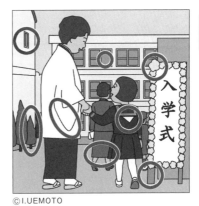

Question
031

入
学
式

©I.UEMOTO

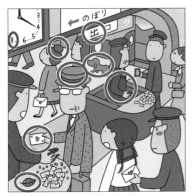

Question
036

©Y.TANAKA

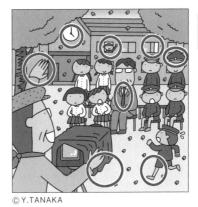

Question
032

©Y.TANAKA

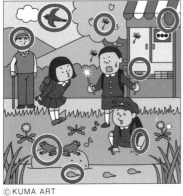

Question
037

©KUMA ART

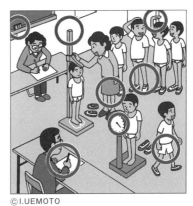

Question
033

©I.UEMOTO

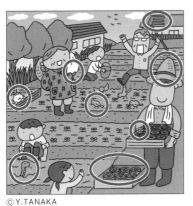

Question
038

©Y.TANAKA

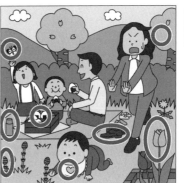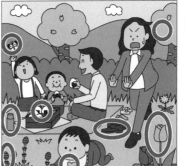

Question
034

©KUMA ART

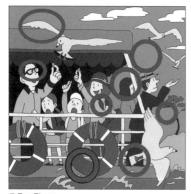

Question
043

© TwoThree

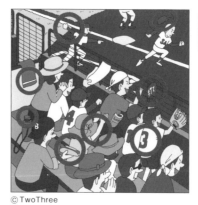

Question
039

© TwoThree

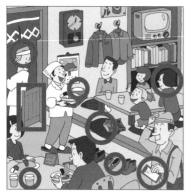

Question
044

© TwoThree

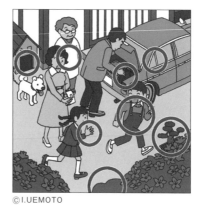

Question
040

© I.UEMOTO

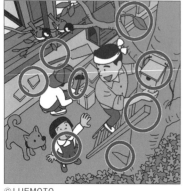

Question
045

© I.UEMOTO

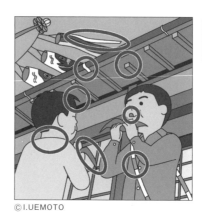

Question
041

© I.UEMOTO

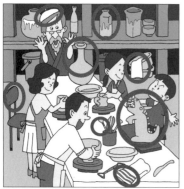

Question
046

© TwoThree

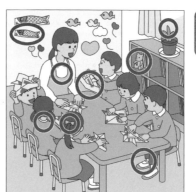

Question
042

© I.UEMOTO

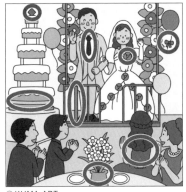

Question
051

© KUMA ART

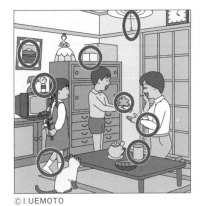

Question
047

© I.UEMOTO

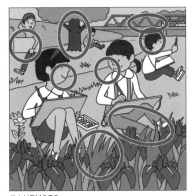

Question
052

© I.UEMOTO

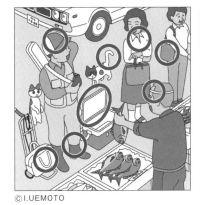

Question
048

© I.UEMOTO

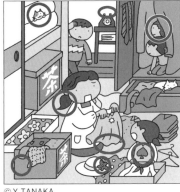

Question
053

© Y.TANAKA

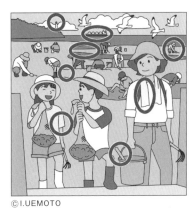

Question
049

© I.UEMOTO

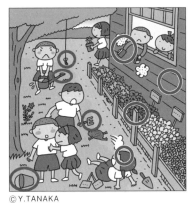

Question
054

© Y.TANAKA

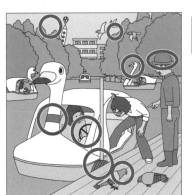

Question
050

© I.UEMOTO

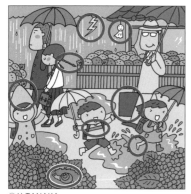

Question
059

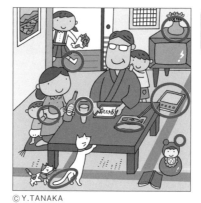

Question
055

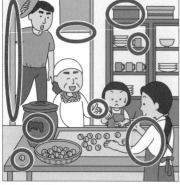

Question
060

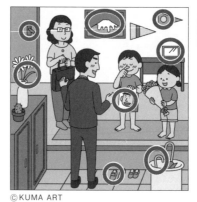

Question
056

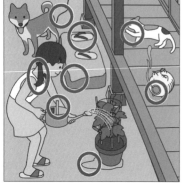

Question
061

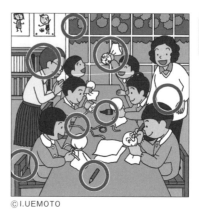

Question
057

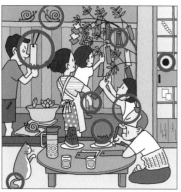

Question
062

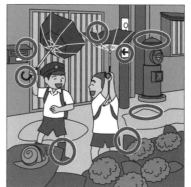

Question
058

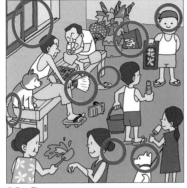

Question
067

© TwoThree

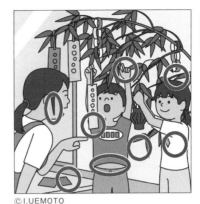

Question
063

© I.UEMOTO

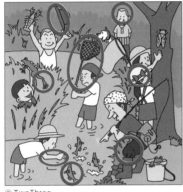

Question
068

© TwoThree

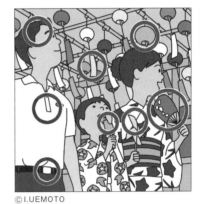

Question
064

© I.UEMOTO

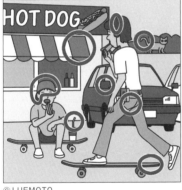

Question
069

© I.UEMOTO

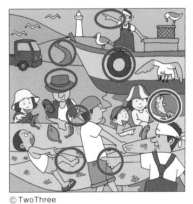

Question
065

© TwoThree

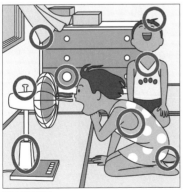

Question
070

© I.UEMOTO

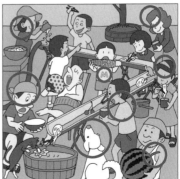

Question
066

© TwoThree

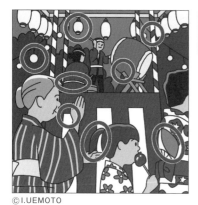

Question
075

© I.UEMOTO

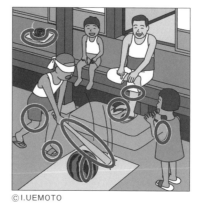

Question
071

© I.UEMOTO

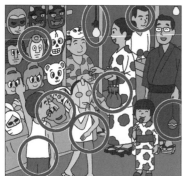

Question
076

© I.UEMOTO

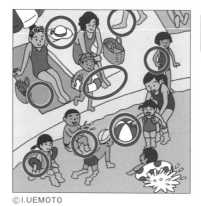

Question
072

© I.UEMOTO

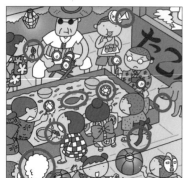

Question
077

© Y.TANAKA

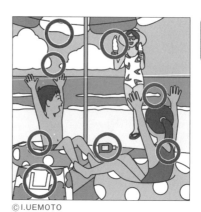

Question
073

© I.UEMOTO

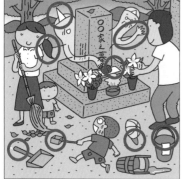

Question
078

© Y.TANAKA

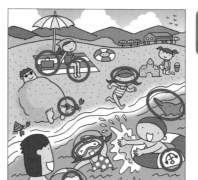

Question
074

© Y.TANAKA

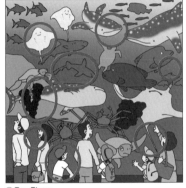

Question
083

© TwoThree

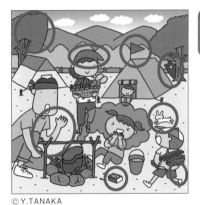

Question
079

© Y.TANAKA

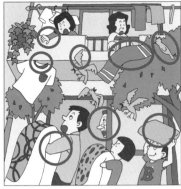

Question
084

© TwoThree

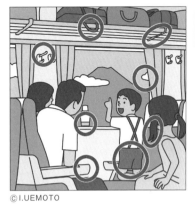

Question
080

© I.UEMOTO

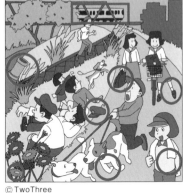

Question
085

© TwoThree

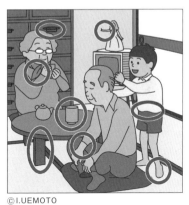

Question
081

© I.UEMOTO

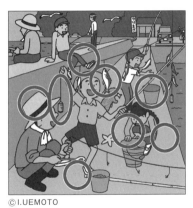

Question
086

© I.UEMOTO

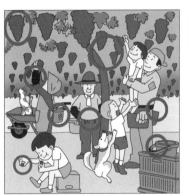

Question
082

© TwoThree

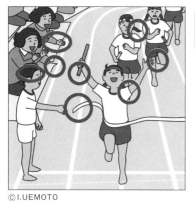

Question
091

©I.UEMOTO

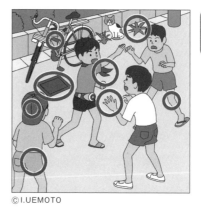

Question
087

©I.UEMOTO

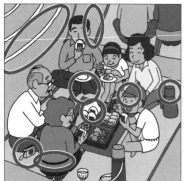

Question
092

©I.UEMOTO

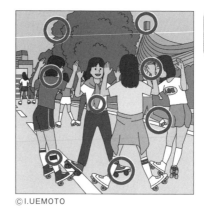

Question
088

©I.UEMOTO

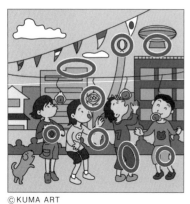

Question
093

©KUMA ART

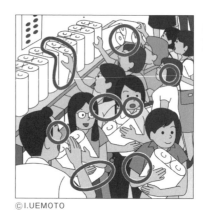

Question
089

©I.UEMOTO

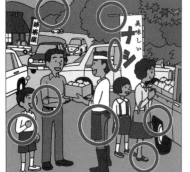

Question
094

©I.UEMOTO

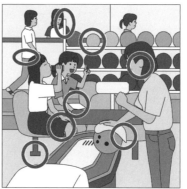

Question
090

©I.UEMOTO

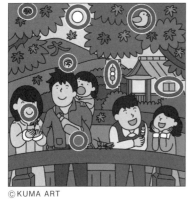

Question
099

© KUMA ART

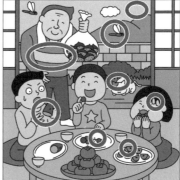
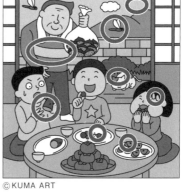

Question
095

© KUMA ART

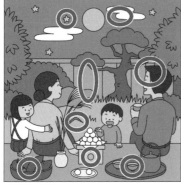

Question
100

© KUMA ART

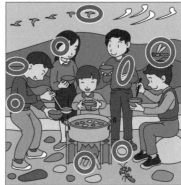
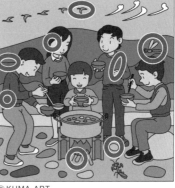

Question
096

© KUMA ART

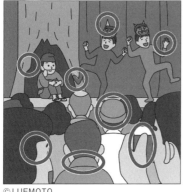
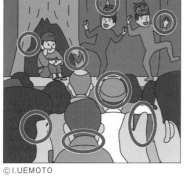

Question
101

© I.UEMOTO

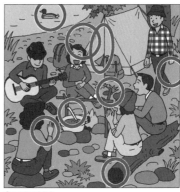

Question
097

© I.UEMOTO

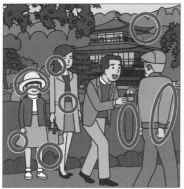

Question
102

© I.UEMOTO

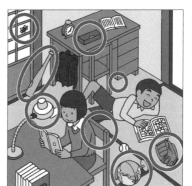

Question
098

© I.UEMOTO

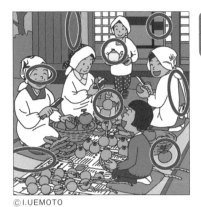

Question
107

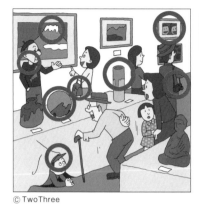

Question
103

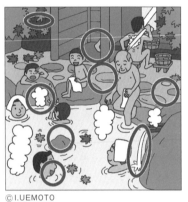

Question
108

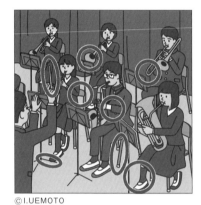

Question
104

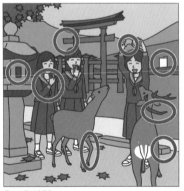

Question
109

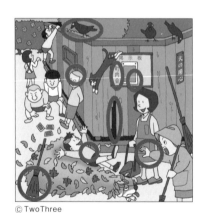

Question
105

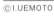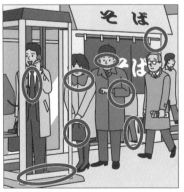

Question
110

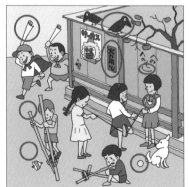

Question
106

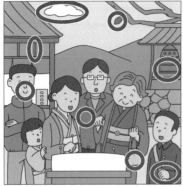

Question
115

© KUMA ART

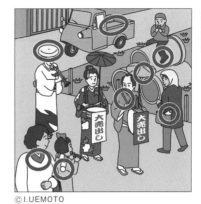

Question
111

© I.UEMOTO

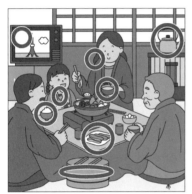

Question
116

© KUMA ART

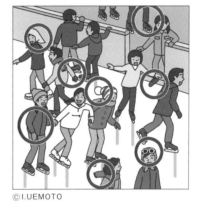

Question
112

© I.UEMOTO

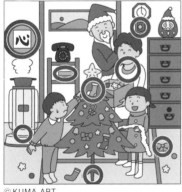

Question
117

© KUMA ART

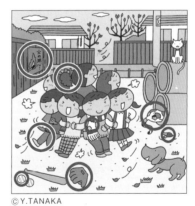

Question
113

© Y.TANAKA

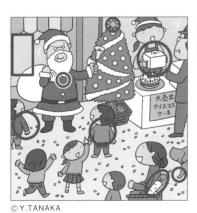

Question
118

© Y.TANAKA

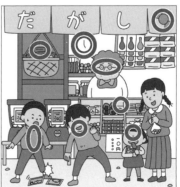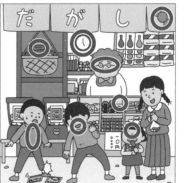

Question
114

© KUMA ART

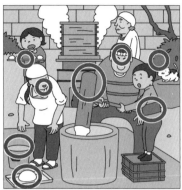

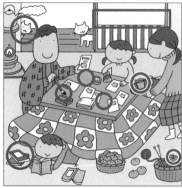

Question 120

Question 119

©KUMA ART

©Y.TANAKA

イラストレーション　植本勇（I.UEMOTO）
　　　　　　　　　　タナカユリ（Y.TANAKA）
　　　　　　　　　　ツー・スリー（TwoThree）
　　　　　　　　　　有限会社 熊アート（KUMA ART）

デザイン　門田耕侍

編 集　有限会社マイストリート（高見澤秀）

DTP　株式会社プレスメディア

本書の間違い探しは中日新聞・東京新聞のサンデー版2009年
7月5日号〜2020年9月27日号に掲載された「間違い探し」作
品の中から選抜したものです。一部は描き下ろしです。

もっと「懐かしい!」が脳を若返らせる
昭和レトロ間違い探し全120問960個
（もっと「なつかしい!」がのうをわかがえらせる　しょうわれとろまちがいさがしぜん120もん960こ）

2020年10月22日　第1刷発行
2024年10月21日　第3刷発行

監　　修　太城敬良
発 行 人　関川 誠
発 行 所　株式会社 宝島社
　　　　　〒102-8388 東京都千代田区一番町25番地
　　　　　電話：営業 03（3234）4621／編集 03（3239）0599
　　　　　https://tkj.jp

印刷・製本　株式会社 光邦